Benjamin Heizmann

50 Workouts

Crosstraining – die besten WODs

Kurz – effektiv – intensiv

riva

Bibliografische Information der Deutschen Nationalbibliothek:
Die Deutsche Nationalbibliothek verzeichnet diese Publikation in der Deutschen Nationalbibliografie.
Detaillierte bibliografische Daten sind im Internet über http://dnb.d-nb.de abrufbar.

Für Fragen und Anregungen:
info@rivaverlag.de

Originalausgabe
2. Auflage 2019

Nymphenburger Straße 86
D-80636 München
Tel.: 089 651285-0
Fax: 089 652096

Umschlaggestaltung: Manuela Amode, München
Lektorat: Carmen Achter
Layout und Satz: Deborah Herzog, www.alpsee-design.de
Bildnachweis: Illustrationen auf dem Umschlag und im Innenteil: evoletics – ein Produkt der science on field GmbH
Druck: Florjancic Tisk d.o.o., Slowenien
Printed in the EU

ISBN Print 978-3-7423-0470-4
ISBN E-Book (PDF) 978-3-95971-782-3
ISBN E-Book (EPUB, Mobi) 978-3-95971-783-0

Inhalt

4 Crosstraining – die besten WODs

6 Warum Crosstraining?

7 Ganzheitlich leistungsfähig mit Crosstraining

9 Der Masterplan für das regelmäßige Training

12 6 Übungen für das Warm-up

14 5 Dehnübungen zur Regeneration

16 Die Workouts

100 Die Übungen

118 Übungsregister

Crosstraining – die besten WODs

1

Warum Crosstraining?

Crosstraining ist in aller Munde. Der Trend aus Amerika ist mehr als nur Functional Training. Crosstraining ist ein Mix aus vielen Sportarten, die zu einem einzigartigen Konzept zusammengefasst wurden. Elemente aus der Leichtathletik, dem Turnen und dem Gewichtheben werden mit altbekannten Übungen wie Klimmzug, Liegestütz und Übungen mit dem Medizinball kombiniert. Das Resultat ist eine intensive Trainingsmethode, die vor allem durch ihre vielfältigen Bewegungsmuster unglaubliche Ergebnisse ermöglicht. Egal, ob du schneller laufen, höher springen oder schwerer heben möchtest: Mit Crosstraining bist du unaufhaltsam auf dem Weg zu mehr Leistungsfähigkeit.

Durch die Vielzahl an Trainingsreizen kommt es im Körper zu vielfältigen und ganzheitlichen Anpassungsreaktionen. Du wirst stärker, schneller, ausdauernder und beweglicher. Außerdem bieten die sogenannten Workouts of the day – kurz: WODs – viel Abwechslung: Mal sind sie kurz, kraftlastig und intensiv, mal sind sie lang und zielen auf deine Ausdauer ab. Langweilig wird es nie. Um jedoch maximal vom Crosstraining zu profitieren, solltest du einige Regeln beachten.

Bereit für die Herausforderungen des Alltags

Crosstraining ist eine Trainingsform, die dich auf alle Anforderungen des Lebens vorbereitet. Egal, ob du Taschen schleppst, dem Bus hinterherrennst oder schwere Gegenstände hebst: Crosstraining hilft dir dabei, alle Aufgaben zu bewältigen, die dir der Alltag stellt. Der einzige Nachteil: Jeder deiner Bekannten wird dich fragen, ob du ihm beim Umzug hilfst.

Mehr Muskulatur, weniger Fett

Durch die Kombination aus Bodyweight-Übungen wie Pull-up, Push-up, Squat, Burpee und Übungen mit Zusatzgewicht wie Front-Squat, Wall Ball und Kettlebell Swing baust du durch einen hohen Kalorienverbrauch während des Workouts Körperfett ab und arbeitest gleichzeitig an der Vergrößerung der Muskelmasse. Die Kombination aus Kraft- und Ausdauertraining erzeugt zudem einen hohen Nachbrenneffekt. Das bedeutet, dass dein Körper noch bis zu 24 Stunden nach dem Workout Fett verbrennt. Damit wirst du regelrecht zur Fettverbrennungsmaschine und dein Kalorienverbrauch erhöht sich deutlich.

Optimal funktionell beweglich

Wie du gleich noch erfahren wirst, gehört zur Fitness mehr als ein ausgewogenes Kraft-Ausdauer-Verhältnis. Für eine optimale Bewegungsausführung benötigst du außerdem eine gute allgemeine Beweglichkeit. Diese trainierst du bei der Fülle an Übungen im Crosstraining gleich mit. Voraussetzung hierfür ist allerdings, dass du alle Übungen technisch sauber ausführst und den kompletten Bewegungsradius (auch ROM oder Range Of Motion genannt) nutzt. Ein Beispiel einer Übung mit großem Bewegungsradius ist der Thruster, bei dem du aus der Kniebeuge die Langhantel bis über den Kopf drückst. Führst du diese Übung korrekt und im kompletten Bewegungsradius aus, so verbesserst du nicht nur deine Kniebeugenhaltung, sondern gleichzeitig auch die Überkopfposition deiner Arme. Falls du darüber hinaus an deiner Beweglichkeit arbeiten willst, findest du bei den Warm-up-Übungen auf den Seiten 12 und 13 einige Anregungen dazu.

Ganzheitlich leistungsfähig mit Crosstraining

»Eine Kette ist nur so stark wie ihr schwächstes Glied«, lautet eine bekannte Regel. Auf unsere körperliche Leistungsfähigkeit übertragen heißt das, dass wir nicht nur unsere Kraft- und Ausdauerleistungen steigern, sondern alle physischen Kapazitäten verbessern sollten, um rundum fit zu sein. Denn was hilft es, wenn du zwar außerordentlich stark bist, aber steif wie ein Brett? Oder wenn du mit Leichtigkeit einen Marathon bewältigst, dir aber beim Passen eines Balles die Präzision fehlt? Mit Crosstraining trainierst du alle körperlichen Fähigkeiten gleichermaßen. Es werden insgesamt zehn physische Fertigkeiten unterschieden, die ich dir im Folgenden vorstellen möchte.

1 Kardiovaskuläre Ausdauer

Die kardiovaskuläre Ausdauer beschreibt die Fähigkeit des Herz-Kreislauf-Systems, Sauerstoff aufzunehmen, zu transportieren und zu nutzen. Der Messwert hierfür ist die sogenannte VO2max, die maximale Sauerstoffaufnahmefähigkeit. Die VO2max lässt sich sowohl durch lange Ausdauereinheiten wie auch durch kurzes, intensives Intervalltraining steigern.

2 Durchhaltevermögen

Dein physisches Durchhaltevermögen hängt davon ab, wie gut dein Körper dazu in der Lage ist, die für eine bestimmte Belastung benötigte Energie zur Verfügung zu stellen. Je nach Art und Intensität der Herausforderung, vor die er gestellt ist, nutzt der Körper unterschiedliche Arten der Energiebereitstellung. Je vielseitiger und besser du trainiert bist, desto besser funktioniert auch dein Stoffwechsel – das heißt, er kann schnell auf die nötige Energie zugreifen und in den unterschiedlichsten Intensitätsstufen (kurzzeitig bis sehr lange Dauer der Belastung) maximale Leistung bringen. Bei sehr kurzen und hochintensiven Belastungen greift der Körper zunächst auf die energiereichen Phosphate in den Muskelzellen zu, bei mittlerer Belastungsdauer dann auf die körpereigenen Glykogenreserven – Glykogen ist eine lagerfähige Form des Blutzuckers –, und bei lang andauernden Belastungen holt er sich vermehrt Energie aus dem Fettstoffwechsel. Dadurch hat der Körper die Möglichkeit, auf jede Belastungsform angemessen zu reagieren. Die sich ständig ändernden Reize des Crosstrainings schaffen gute Voraussetzungen für die Verbesserung der verschiedenen Stoffwechselwege und damit für die Steigerung des Durchhaltevermögens. Damit bist du auf alle Trainingsgegebenheiten und Alltagsanforderungen optimal vorbereitet – sei es ein 100-Meter-Sprint zur Bushaltestelle oder ein 20-minütiges Workout.

3 Kraft

Im Sport bezeichnet man Kraft als die Fähigkeit des Muskel- und Nervensystems, Widerstände zu überwinden, sie zu halten oder ihnen gezielt nachzugeben. Für unterschiedliche Anforderungen – zum Beispiel für das Heben schwerer Lasten, für lang andauernde, moderate Belastungen oder für sehr schnelle Bewegungen – benötigst du unterschiedliche Arten von Kraft. Wie viel Kraft du hast, hängt von mehreren Faktoren ab: von deiner Muskelmasse, davon, wie viele Muskelfasern dein Körper aktivieren kann, und davon, wie gut deine Muskeln zusammenspielen.

4 Beweglichkeit

Die Beweglichkeit ist die Fähigkeit, den größtmöglichen Bewegungsumfang der Gelenke nutzen zu können. Wie beweglich du bist, hängt jedoch nicht nur von der Mobilität deiner Gelenke ab, sondern auch von der Kraft und Dehnfähigkeit deiner Muskeln. Verspannte Muskeln lassen sich durch Flexibilitätstraining mit verschiedenen Dehnmethoden wieder entspannen. Dabei nimmt man die aktuell mögliche Endposition ein, um einen Dehnreiz zu erzeugen. Allerdings wird damit vorrangig die passive Beweglichkeit verbessert – das heißt, man nutzt externe Kräfte, um einen möglichst großen Bewegungsradius zu erreichen.

Das sogenannte Mobilitätstraining hingegen funktioniert über das Training von Bewegungen und spricht alle Bereiche an, die Beweglichkeitseinschränkungen verursachen können: sowohl die Gelenke als auch die Muskeln, ihre Ansteuerung und die Koordination. Die große Bandbreite an Übungen beim Crosstraining ermöglicht exakt diesen ganzheitlichen Ansatz. Wichtig ist, dass du bei der Verbesserung der Beweglichkeit deine Grenzen respektierst. Es geht nicht darum, ein Maximum zu erreichen, sondern dein persönliches Optimum.

5 Explosivität

Explosivität oder Explosivkraft ist die Leistung, die dein Muskel innerhalb einer kurzen Zeitspanne aufbringen kann. Besonders wichtig ist diese Fähigkeit beim Gewichtheben und beim Kampfsport. Im Alltag gibt es kaum Möglichkeiten, die Explosivkraft zu steigern, und wenn wir sie brauchen, etwa bei Sprüngen oder bei Sturzgefahr, dann trifft uns das meist unvorbereitet. Daher ist das Training dieser Fähigkeit im Rahmen deiner Workouts unumgänglich.

6 Geschwindigkeit

Geschwindigkeit beschreibt das Verhältnis von geleisteter Arbeit zu benötigter Zeit. Je mehr du in kurzer Zeit leisten kannst, desto höher ist deine Geschwindigkeit. Diese Fähigkeit ist vor allem bei Workouts wichtig, die auf Zeit absolviert werden, und wird bei fast jedem unserer Crosstraining-Einheiten mittrainiert.

7 Koordination

Koordination ist die Fähigkeit, viele unterschiedliche Strukturen und Einzelbewegungen zu einer größeren, einheitlichen Gesamtbewegung zu kombinieren. Durch regelmäßiges Training einer Bewegung lernt das neuromuskuläre System, sie effizienter und mit geringerem Energieeinsatz durchzuführen. Indem du deine Koordination verbesserst, steigerst du unter anderem deine Bewegungseffizienz.

8 Agilität

Agilität lässt sich durch die Begriffe »Wendigkeit« oder »Gewandtheit« umschreiben. Agilität ist die Fähigkeit, einen Richtungswechsel möglichst schnell und ohne Kontrollverlust über die Bewegung durchzuführen und die Übergangszeit von einer Bewegung zur nächsten zu minimieren. Agilität ist also eng verbunden mit Geschwindigkeit und Koordinationsfähigkeit.

9 Präzision

Präzision ist die Fähigkeit, eine Bewegung in eine festgelegte Richtung und mit der gewünschten Intensität auszuführen. Wer sich präzise bewegt, bewegt sich effizient und damit mit geringem Energieverlust.

10 Balance

Balance ist die Fähigkeit, auf den Körper wirkende Kräfte – unter anderem die Schwerkraft – auszugleichen und den Körperschwerpunkt im Raum zu kontrollieren. Wenn du dich zum Beispiel nach vorn lehnst, verschiebt sich dein Körperschwerpunkt in Richtung deines Bauchs. Um die Kontrolle zu behalten, benötigst du Balance. Welche Haltung du auch einnimmst: Du musst in der Lage sein, deine Muskelkraft so einzusetzen, dass dein Körper vor dem Umfallen bewahrt wird. Die Balance gehört zur Koordination und wird auch als Gleichgewichtsfähigkeit bezeichnet.

Der Masterplan für das regelmäßige Training

Um deine physischen Fähigkeiten möglichst zielgerichtet und gleichzeitig umfassend zu trainieren, habe ich bei den Workouts unterschiedliche Schwerpunkte gelegt. Einige Workouts sind eher kraftspezifisch, andere legen den Fokus auf die Ausdauer. Manche sind kurz und knackig, andere nehmen mehr Zeit in Anspruch. Die folgenden Erläuterungen helfen dir, den Aufbau der Workouts zu verstehen und dein Crosstraining so zu gestalten, dass du optimale Resultate erzielst.

Trainingshäufigkeit und Regeneration

Du kennst das sicher auch: Wenn du in ein neues Trainingsprogramm startest, bist du extrem motiviert und würdest am liebsten jeden Tag trainieren. Für die Leistungssteigerung gilt aber: Stark wird man erst durch optimale Regeneration. Diese Regel solltest du auch beim Crosstraining beherzigen. Im Idealfall machst du zu Beginn nach einem intensiven Workout einen Tag Pause, noch besser zwei Tage, um deinem Körper die nötige Zeit zur Erholung zu geben. Selbstverständlich kannst du an deinen Pausentagen anderen Aktivitäten nachgehen, solange sie mit den Trainingsreizen, die du im Workout gesetzt hast, nicht konkurrieren. Zum Beispiel ist gegen Wandern, Radfahren, Schwimmen oder Joggen nicht das Geringste einzuwenden.

Die Ausführung eines WODs

Jedes der 50 in diesem Buch vorgestellten WODs umfasst eine Tabelle mit den Übungen und Angaben zur Ausführung. Unter anderem wirst du zum Beispiel aufgefordert, eine bestimmte Anzahl von Runden einer bestimmten Übungsabfolge zu absolvieren oder möglichst viele Runden in einer festgelegten Zeit durchzuziehen. Halte dich strikt an diese Vorgaben, um aus jedem Trainingstag das Maximum herauszuholen. Es gibt eine Ausnahme: Selbstverständlich steht es dir frei, das WOD entsprechend deiner individuellen Anforderungen und Trainingsziele zu modifizieren. Entsprechende Anregungen findest du bei den Erläuterungen zu den einzelnen WODs.

Sicher trainieren

Zwar macht dich Crosstraining kugelsicher, dennoch ist eine korrekte Ausführung der Übungen unumgänglich, um optimale Anpassungsreaktionen in deinem Körper auszulösen und dich vor Verletzungen zu schützen. Es gilt: erst Technik, dann Konstanz, dann Intensität. Anders gesagt: Deine ersten Einheiten sollten definitiv keine großen technischen Ansprüche stellen. Arbeite – insbesondere am Anfang und auch später bei anspruchsvolleren Übungen – immer zuerst an deiner Technik. Erst, wenn du die Bewegungen beherrschst, kannst du dich daranmachen, sie regelmäßig (Stichwort Konstanz) auszuführen und schließlich die Intensität zu steigern. Tipps und Hinweise zur korrekten Ausführung findest du im Übungsteil ab Seite 102. Nachdem du dann einige Erfahrungen mit den WODs gesammelt hast, nimmst du den Faktor Zeit mit in deine Workouts auf, um noch mehr von ihnen zu profitieren.

Schwierigkeitsgrad und Intensität der Übungen

Für jedes der 50 WODs ist der Schwierigkeitsgrad von leicht (1) über mittel (2) bis schwer (3) angegeben. Der Wert setzt sich aus dem technischen Anspruch und dem Grad der Intensität jeder Einzelübung zusammen. Intensiv bedeutet also nicht zwangsläufig, dass die Übung auch schwierig ist. Ein Burpee zum Beispiel ist sehr intensiv, aber technisch nicht besonders anspruchsvoll. Es versteht sich von selbst, dass Einsteiger mit den Workouts des Schwierigkeitsgrades 1 beginnen und erst später zu den Workouts der Stufe 2 und 3 übergehen sollten. Allerdings ist zu beachten, dass jeder Athlet individuell auf Trainingsreize reagiert. Was für dich die Stufe 1 ist, empfindet ein anderer also womöglich als Stufe 2 oder 3. Und wie gesagt: Gerade zu Beginn und bei technisch herausfordernden Übungen ist es von großer Bedeutung, dass du dich langsam an die Workouts herantastest und mit den Übungen vertraut machst.

Trainingsdauer und Pausen

Beim Crosstraining geht es darum, die Workouts zwar technisch korrekt, aber gleichzeitig so schnell wie möglich auszuführen beziehungsweise möglichst viele Runden in einer festgelegten Zeit zu schaffen. Wie bereits erwähnt, wirst du sowohl kurze intensive wie auch längere Workouts absolvieren, um eine größtmögliche Bandbreite an Trainingsreizen zu kreieren. Die Workouts dauern zwischen 5 und 60 Minuten.

Die Pausen während des Workouts sind, sofern nicht anders angegeben, so kurz wie möglich. Dadurch lässt sich die Intensität deutlich steigern: Du erzeugst ein spürbares Brennen der Muskulatur und damit eine vermehrte Ausschüttung von Wachstumshormonen, was sich positiv auf den Muskelaufbau und die Ausdauerleistungsfähigkeit auswirkt. Du kannst die Länge der Pausen innerhalb der Workouts selbstständig festlegen, solltest aber darauf achten, dass sie nie länger als 30 Sekunden dauern. Wenn du merkst, dass du eine längere Pause benötigst, ist das ein Zeichen dafür, dass du die Intensität zu schnell gesteigert hast. Als Faustregel gilt: Besser mehrere kurze Pausen unter 20 Sekunden einlegen als wenige längere.

Benötigte Hilfsmittel

Für viele der 50 WODs benötigst du zusätzliche Trainingsgeräte oder Hilfsmittel. Unter anderem brauchst du einen Timer, ein Rudergerät und ein Fahrradergometer, ein Springseil, eine Klimmzugstange, Turnringe, einen Medizinball, mitunter einen stabilen Kasten oder einen Stuhl, und des Öfteren wirst du mit einer

Langhantelstange mit zusätzlichen Gewichten, mit Kurzhanteln oder mit Kettlebells trainieren. Der Einsatz von Zusatzgewichten ist immens wichtig für die Kraftentwicklung. Gleichzeitig birgt er aber auch Gefahren. Im Hinblick auf das sichere und verletzungsfreie Training gilt daher auch hier: Erlerne erst die Techniken, bevor du schwere Lasten in dein Training integrierst. Bei den Kettlebells ist für Frauen ein Gewicht von 16 Kilogramm, für Männer eines von 24 Kilogramm empfehlenswert. Da jeder auf einem anderen Fitness-level einsteigt, findest du in den WODs jedoch keine Vorgaben zu den Gewichten. Starte jeweils mit einem moderaten Gewicht und wiederhole das Workout zu einem späteren Zeitpunkt mit einer etwas höheren Last. Versuche dabei, deine Rundenzahl zu steigern oder die beim ersten Mal benötigte Zeit zu toppen. Falls dir nicht alle hier genannten Hilfsmittel zur Verfügung stehen, nutze Alternativen. Anstelle einer Kettlebell eignet sich auch eine Kurzhantel, statt auf dem Ruderergometer kannst du dieselbe Strecke auf einer Tartanbahn oder deiner Lieblingslaufstrecke zurücklegen.

Richtig aufwärmen

Mit einem geeigneten Warm-up stellst du sicher, dass du optimal auf die verschiedenen Übungen und Workouts vorbereitet bist: Du erhöhst deine Herzfrequenz, mobilisierst die großen Gelenke und stellst dich auch mental auf das bevorstehende Workout ein. Ein gut geplantes Warm-up senkt das Verletzungsrisiko und trägt dazu bei, deine Leistungsfähigkeit schneller zu steigern. Es ist ratsam, sich für das Aufwärmprogramm mindestens 5 bis 10 Minuten Zeit zu nehmen. Das Warm-up muss keineswegs immer gleich ablaufen und kann je nach Workout mal kürzer und mal länger dauern. Am besten stellst du dir vor jedem Workout ein passendes Warm-up zusammen. Ein bis zwei Mobilisationsübungen solltest du auf jeden Fall einbauen. Auf den Seiten 12 und 13 stelle ich dir sechs Basisübungen für ein Warm-up vor. Die Reihenfolge ist beliebig, du kannst sie individuell anpassen. Auf die Angabe der Dauer oder einer Anzahl von Wiederholungen habe ich bewusst verzichtet. Es ist dein Warm-up, und du gestaltest es so, wie es zu dir und deinem Workout passt.

Was gehört zum Cool-down?

Nach einem anstrengenden Workout möchte man meist nichts weiter als duschen und nach Hause fahren. Doch wer das Cool-down vernachlässigt, vermindert seine Regenerationsfähigkeit und beraubt sich so der Möglichkeit, schon bald mit optimalen Voraussetzungen in das nächste Workout zu starten. Das Cool-down kann ähnlich wie das Warm-up aufgebaut sein. Allerdings sollte die Intensität verringert und die Übungsauswahl angepasst werden. Moderates Cardiotraining wie Laufen, Rudern oder Fahrradfahren ist geeignet, um den Transport von Stoffwechselendprodukten zu beschleunigen und die Herzfrequenz zu stabilisieren.

Dehn- und Mobilisationsübungen helfen, die Spannung der Muskulatur zu regulieren. Auf den Seiten 14 und 15 findest du einige Vorschläge für ein Dehnprogramm. Die Dauer sollte, wie beim Warm-up, individuell angepasst werden. Beim Dehnen hat es sich als besonders effektiv erwiesen, Haltepositionen bis zu 2 Minuten einzunehmen.

6 Übungen für das Warm-up

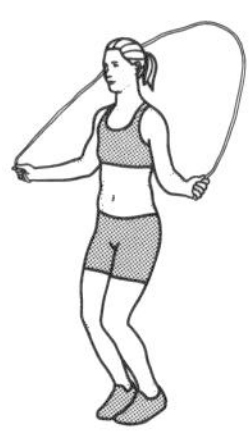

Seilspringen

Einen aufrechten, hüftbreiten Stand einnehmen. Das Seil locker aus den Handgelenken führen und kleine Sprünge absolvieren. Das sanfte Federn erfolgt über die Fußspitzen. Mit den Armen synchron zum Springen Schwung holen. Alternativ kannst du auch Fahrrad fahren, einige Kilometer rudern oder ein paar Kilometer (im Freien oder auf dem Laufband) laufen.

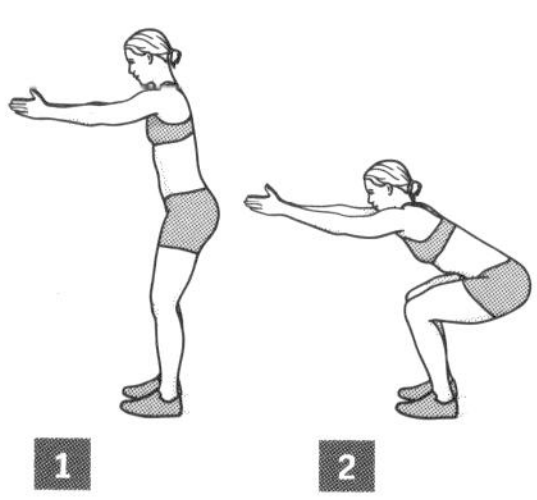

Kniebeuge

1. Einen aufrechten, hüftbreiten Stand einnehmen.
2. Das Gesäß leicht nach hinten schieben, die Knie beugen und leicht nach außen schieben. Das Gewicht ruht schwerpunktmäßig auf dem Mittelfuß. Die Knie weiter beugen, bis sich die Hüfte unterhalb der Knie befindet. Anschließend in die Ausgangsposition zurückkehren.

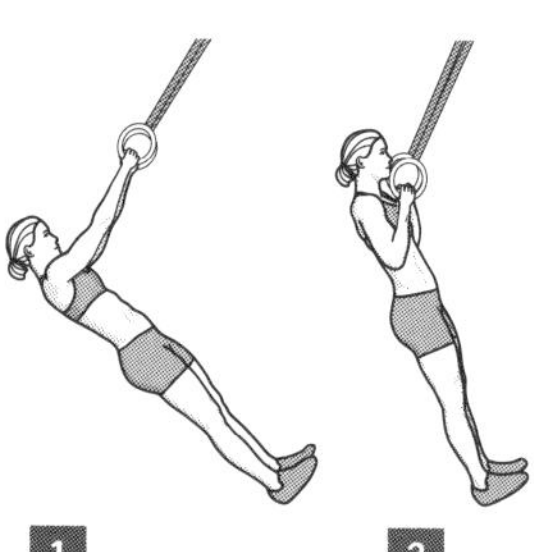

Ring Row

1. Die Ringe greifen und den Körper mit gestreckten Beinen so weit nach hinten neigen, bis die Arme ebenfalls gestreckt sind. Körperspannung aufbauen und halten. Je aufrechter du stehst, desto leichter fällt die Übung.
2. Dann den Körper nach oben zu den Ringen ziehen, bis die Brust die Ringe berührt. Die Arme dabei eng am Körper führen und die gestreckte Position beibehalten. Anschließend wieder kontrolliert in die Ausgangsposition absenken.

Wirbelsäulenmobilisation im Stehen

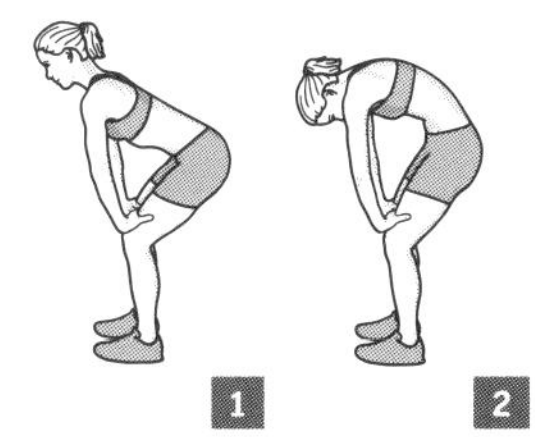

1. Im aufrechten Stand beginnen. Dann in der Hüfte beugen und die Hände auf den Oberschenkeln ablegen. Der Rücken ist lang. Die Knie sind leicht gebeugt.
2. Anschließend den kompletten Rücken runden. Das Kinn dabei leicht zur Brust ziehen. Anschließend wieder kontrolliert in die Ausgangsposition absenken.

Schwimmer

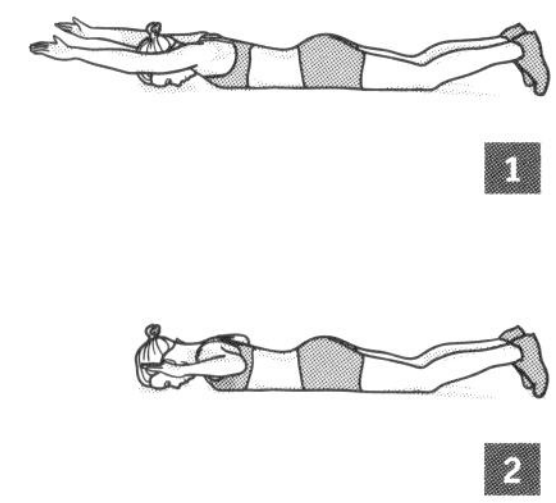

1. Eine Bauchlage mit gestreckten Armen und Beinen einnehmen. Den Blick zum Boden richten, damit der Nacken lang bleibt. Dann Arme und Beine etwas vom Boden abheben.
2. Die Arme nun kontrolliert und in einer fließenden Bewegung so weit wie möglich beugen, die Ellbogen dabei zum Körper ziehen, sodass sich die Hände etwa auf Brusthöhe befinden. Dann die Arme wieder strecken.

Beinheben im Stehen

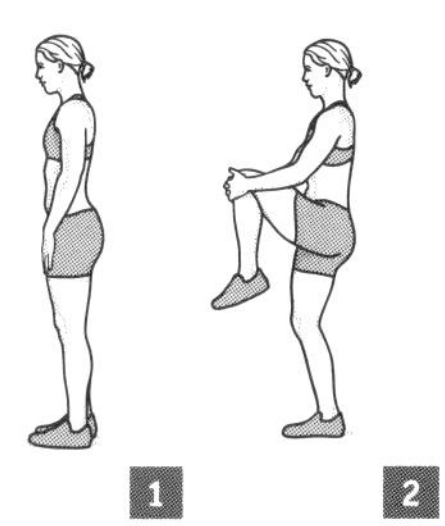

1. Einen aufrechten Stand einnehmen.
2. Ein Knie nach oben in Richtung Brustkorb ziehen und dabei das Knie mit den Händen umgreifen. Kurz in dieser Position verharren, das Bein wieder absetzen und die Seite wechseln.

5 Dehnübungen zur Regeneration

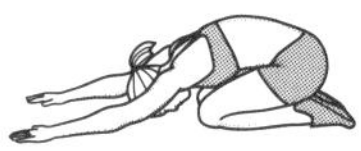

Brust-Schulter-Dehnung im Fersensitz

Einen Vierfüßlerstand einnehmen und in den Fersensitz kommen. Dabei die Hände mit gestreckten Armen nach vorn schieben, das Gesäß nach hinten auf den Fersen absenken. Der Dehnreiz ist in der Schulterpartie und in der Brustwirbelsäule zu spüren.

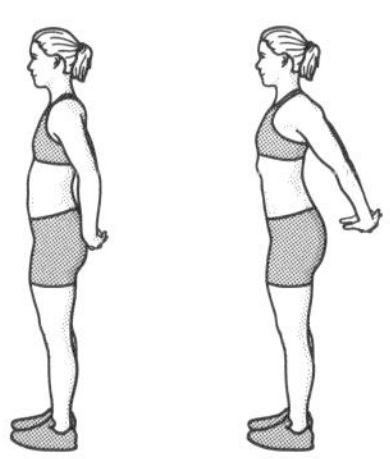

1 2

Dehnung der Brustmuskulatur

1. Einen aufrechten Stand einnehmen und die Finger hinter dem Körper verschränken.
2. Die geschlossenen Hände mit gestreckten Armen vorsichtig so weit wie möglich nach hinten oben schieben, bis ein Dehnreiz in der Brust zu spüren ist. Der Oberkörper bleibt aufrecht.

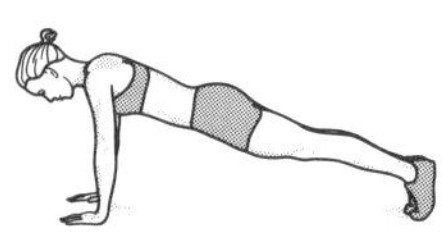

1

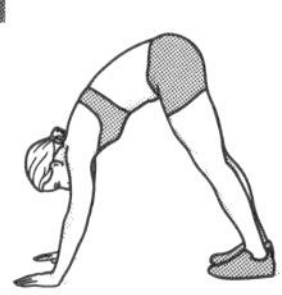

2

Dehnung der Oberschenkelrückseite

1. Die Liegestützposition einnehmen. Die Hände etwas enger als schulterbreit unter den Schultergelenken platzieren. Die Füße sind etwa hüftbreit geöffnet. Der Körper ist in einer Linie.
2. Aus dieser Position das Gesäß in Richtung Decke schieben. Arme und Beine bleiben gestreckt. Die Fersen müssen nicht den Boden berühren, sollten aber aktiv nach unten gedrückt werden. Der Dehnreiz ist in Brust, Armen und auf der Beinrückseite zu spüren.

Dehnung der Oberschenkelvorderseite im Knien

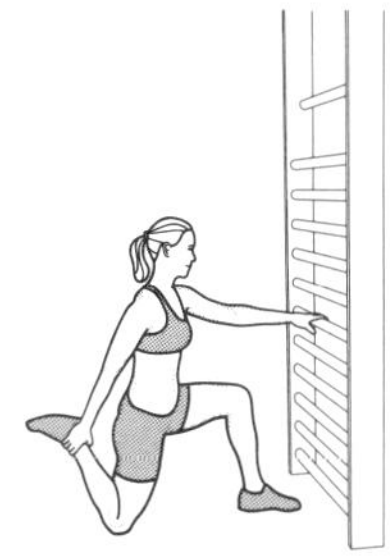

Direkt vor eine Sprossenwand, einen Stuhl oder ein anderes Objekt knien. Ein Bein nach vorn aufstellen, das hintere Knie ist abgelegt. Mit einer Hand vorn an der Sprossenwand oder am Stuhl festhalten. Das hintere Bein beugen und mit der anderen Hand den Fuß knapp oberhalb des Sprunggelenks greifen. Die Ferse vorsichtig in Richtung Gesäß ziehen, bis eine Dehnung auf der Oberschenkelvorderseite spürbar ist.

Mobilisation des Sprunggelenks

1. Einen Kniestand einnehmen und ein Bein rechtwinklig gebeugt nach vorn aufstellen. Den Oberkörper nach vorn lehnen und das Sprunggelenk mit beiden Händen umgreifen.
2. Dann das vordere Knie über die Fußspitze schieben, die Ferse bleibt dabei fest auf dem Boden.

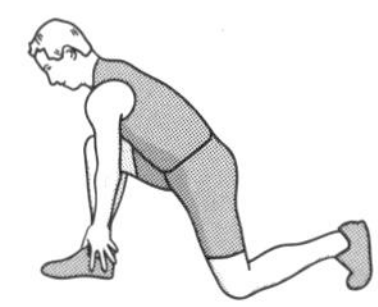

1

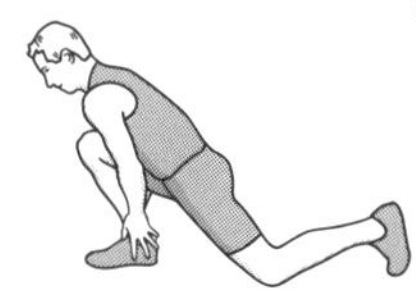

2

Die Workouts

2

1 Hammer

1 2 3

Trainingsdauer: ca. 20 Minuten
Benötigtes Hilfsmittel: Kettlebell

	Übungen	Wiederholungen/ Distanz	Technischer Anspruch	Intensität	Seite
1	Run	400 m	1	1	102
2	Kettlebell Swing	40 Wdh.	1	1	117
3	Squat	20 Wdh.	1	1	103

Ausführung

Absolviere 4 Runden auf Zeit. Eine Runde ist abgeschlossen, wenn du die Übungen 1 bis 3 einmal absolviert hast. Mache nur kurze Pausen von wenigen Sekunden zwischen den Übungen und den Runden.

Schwerpunkt und Modifikationen

Dieses Workout verbessert die Griffkraft, stärkt die Beinmuskulatur und steigert die Ausdauer. Einsteiger absolvieren 3 Runden.

Übungen 1 bis 3 im Wechsel –
minimale Pausen zwischen den Übungen – 4 Runden auf Zeit

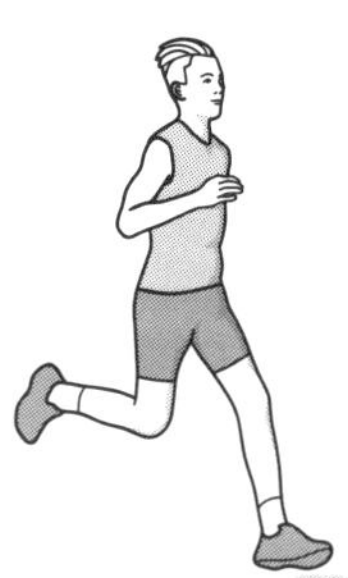

1 Run, 400 m

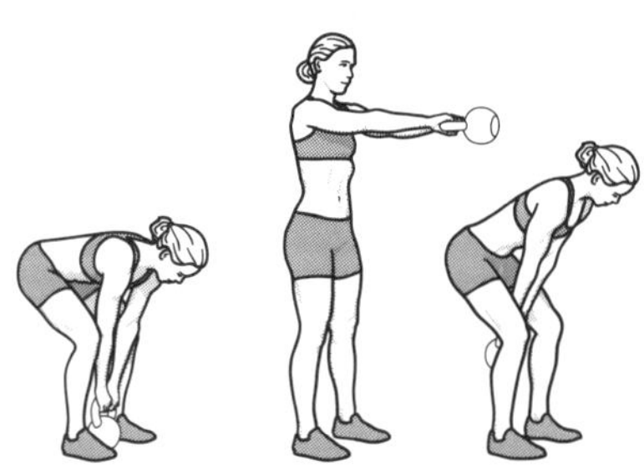

2 Kettlebell Swing, 40 Wdh.

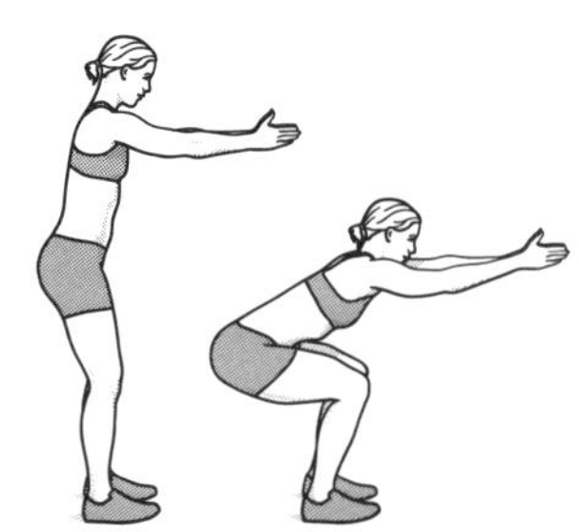

3 Squat, 20 Wdh.

2 Flipper

❶❷❸

Trainingsdauer: ca. 10 Minuten
Benötigte Hilfsmittel: Ringe, Medizinball

	Übungen	Wiederholungen	Technischer Anspruch	Intensität	Seite
1	Ring Row	25-20-15-10-5	1	1	109
2	Wall Ball	5-10-15-20-25	2	2	117

Ausführung

Absolviere die beiden Übungen im Wechsel. Dabei werden die Sätze der ersten Übung umfangreicher, die der zweiten kürzer, das heißt, du machst erst 25 Ring Rows und 5 Wall Balls, dann 20 Ring Rows und 10 Wall Balls, 15 Ring Rows und 15 Wall Balls usw.

Schwerpunkt und Modifikationen

Der Flipper sorgt für mehr Kraft in Armen und Beinen. Anfänger verzichten auf die 25 Wiederholungen.

Übungen 1 und 2 im Wechsel mit ab- und aufsteigender Wiederholungszahl – minimale Pausen – Workout so schnell wie möglich absolvieren

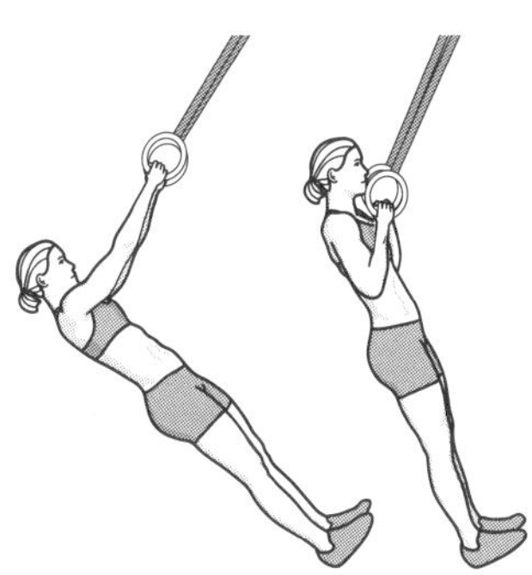

1 Ring Row, 25-20-15-10-5 Wdh.

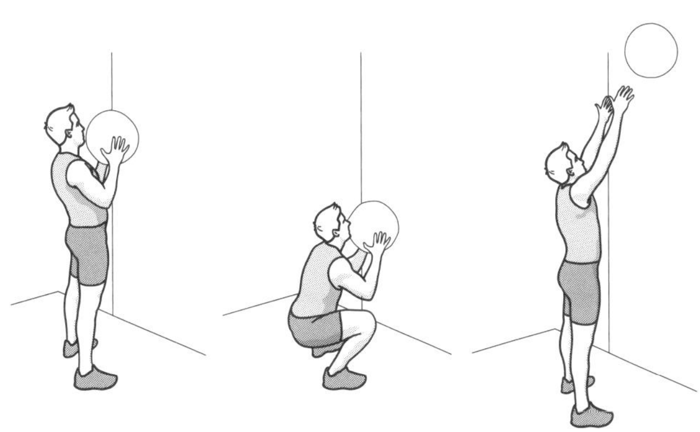

2 Wall Ball, 5-10-15-20-25 Wdh.

3 Dragon

1 2 3

Trainingsdauer: ca. 12 Minuten
Benötigtes Hilfsmittel: Langhantel

	Übungen	Wiederholungen	Technischer Anspruch	Intensität	Seite
1	Lunge	21-18-15-12-9	1	1	108
2	Shoulder Press	21-18-15-12-9	1	2	111

Ausführung

Absolviere die beiden Übungen im Wechsel. Dabei werden die Sätze immer kürzer. Das heißt, du machst so schnell wie möglich erst 21 Lunges (Ausfallschritte) im Wechsel und 21 Shoulder Presses, dann 18 Lunges im Wechsel und 18 Shoulder Presses usw.

Schwerpunkt und Modifikationen

Dieses WOD zielt auf die Stärkung des Gesäßmuskels und die Verbesserung der Schulterkraft ab. Einsteiger verzichten auf die 21 Wiederholungen.

Übungen 1 und 2 im Wechsel mit absteigender Wiederholungszahl – minimale Pausen zwischen den Übungen – Workout so schnell wie möglich absolvieren

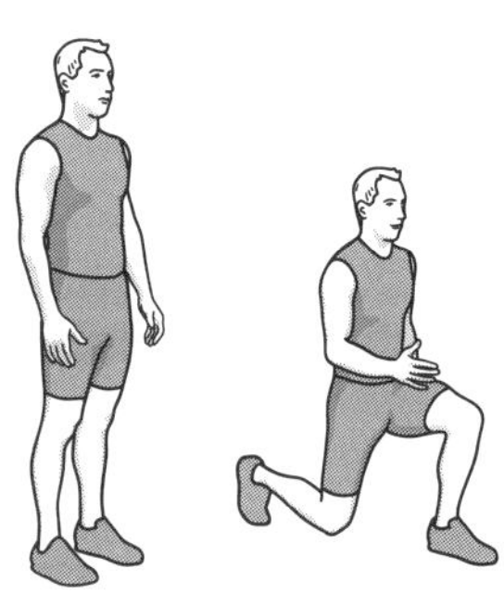

1 Lunge, 21-18-15-12-9 Wdh.

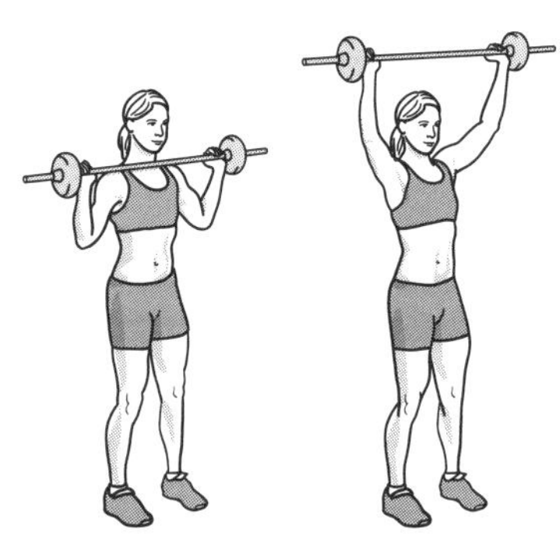

2 Shoulder Press, 21-18-15-12-9 Wdh.

4 Single

1 2 3

Trainingsdauer: ca. 8 Minuten
Benötigtes Hilfsmittel: Kettlebell

	Übungen	Wiederholungen/ Distanz	Technischer Anspruch	Intensität	Seite
1	Kettlebell Swing	150 Wdh.	1	1	117
2	Run	200 m	1	1	102

Ausführung

Absolviere so schnell wie möglich 150 Kettlebell Swings. Jedes Mal, wenn du die Kettlebell absetzen musst, läufst du eine Strecke von 200 Metern.

Schwerpunkt und Modifikationen

Dieses Workout trainiert die Griffkraft, die Muskulatur an der Körperrückseite und die Ausdauer. Einsteiger reduzieren die Wiederholungszahl auf 100 Kettlebell Swings.

Übung 1 mit so vielen Wiederholungen am Stück wie möglich – in den Pausen Übung 2

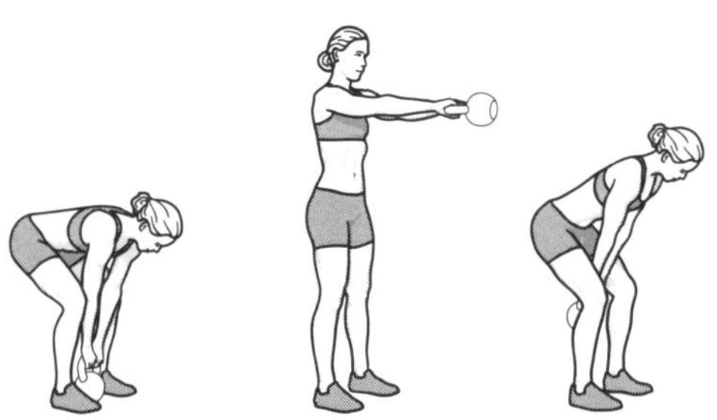

1 Kettlebell Swing, 150 Wdh.

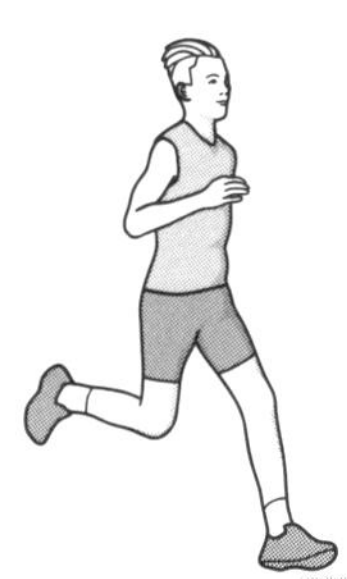

2 Run, 200 m

5 Tower

1 2 3

Trainingsdauer: 15 Minuten
Benötigte Hilfsmittel: Klimmzugstange, Kasten, Kettlebell

	Übungen	Wiederholungen	Technischer Anspruch	Intensität	Seite
1	Burpee Pull-up	3	2	2	107
2	Box Jump	6	1	1	108
3	Goblet Squat	9	1	2	116

Ausführung

Eine Runde besteht aus 3 Burpee Pull-ups, 6 Box Jumps und 9 Goblet Squats. Absolviere in 15 Minuten so viele Runden wie möglich.

Schwerpunkt und Modifikationen

Der Tower bietet ein effizientes Ganzkörpertraining und steigert die Ausdauer. Anfänger ersetzen die Burpee Pull-ups durch gewöhnliche Burpees und reduzieren die Dauer des Workouts auf 12 Minuten.

Übungen 1 bis 3 im Wechsel – minimale Pausen zwischen den Übungen – so viele Runden wie möglich absolvieren

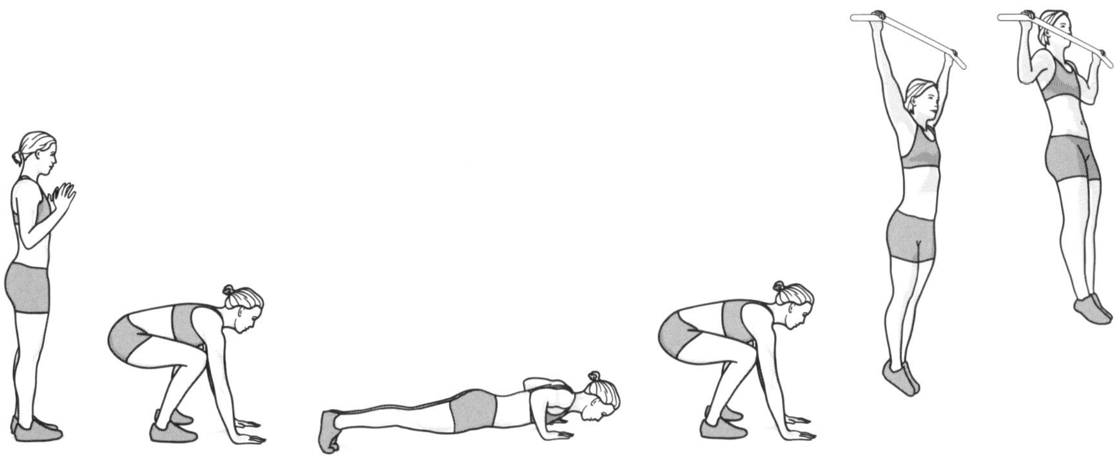

1 Burpee Pull-up, 3 Wdh.

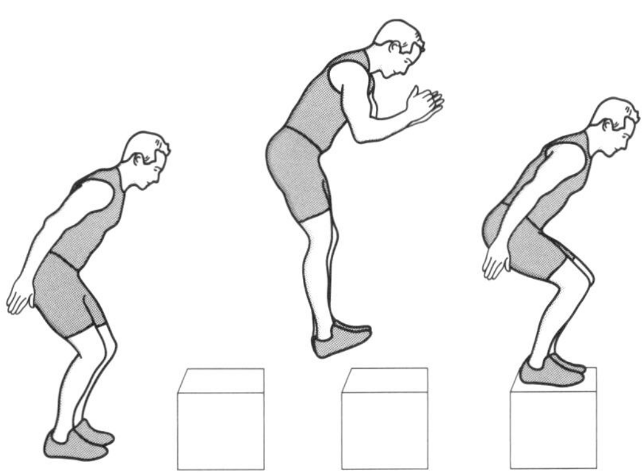

2 Box Jump, 6 Wdh.

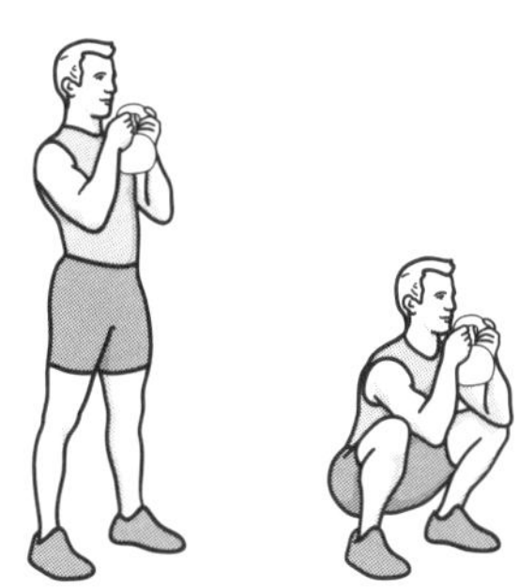

3 Goblet Squat, 9 Wdh.

6 Madness

1 2 3

Trainingsdauer: 12 Minuten
Benötigte Hilfsmittel: Langhantel, Kettlebell

	Übungen	Wiederholungen	Technischer Anspruch	Intensität	Seite
1	Push Press	10	2	2	111
2	Deadlift	10	2	2	112
3	Kettlebell Swing	15	1	1	117
4	Push-up	15	1	1	104

Ausführung

Absolviere 4 Minuten lang im Wechsel möglichst schnell 10 Push Presses und 10 Deadlifts. Nach einer 4-minütigen Pause absolviere 4 Minuten lang im Wechsel möglichst schnell 15 Kettlebell Swings und 15 Push-ups.

Schwerpunkt und Modifikationen

Der Fokus dieses WODs liegt auf der Verbesserung der Brust-, Arm- und Schulterkraft sowie auf der Stärkung der Muskulatur auf der Körperrückseite. Einsteiger reduzieren die Länge der Intervalle auf 3 Minuten.

3 Intervalle mit je 4 Minuten: Übungen 1 und 2 im Wechsel – Pause – Übungen 3 und 4 im Wechsel – Übungen möglichst schnell absolvieren – minimale Pausen zwischen den Übungen

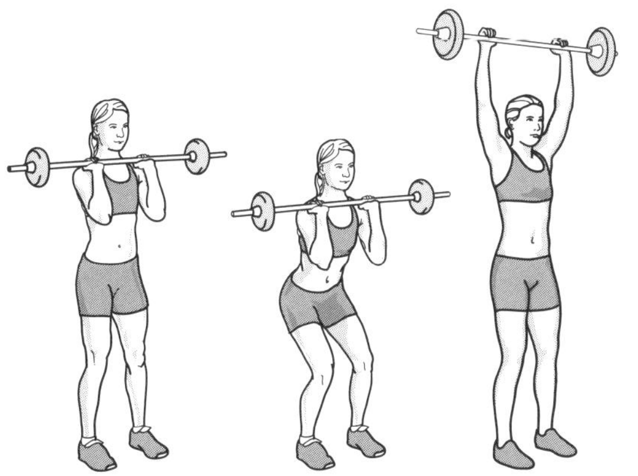

1 Push Press, 10 Wdh.

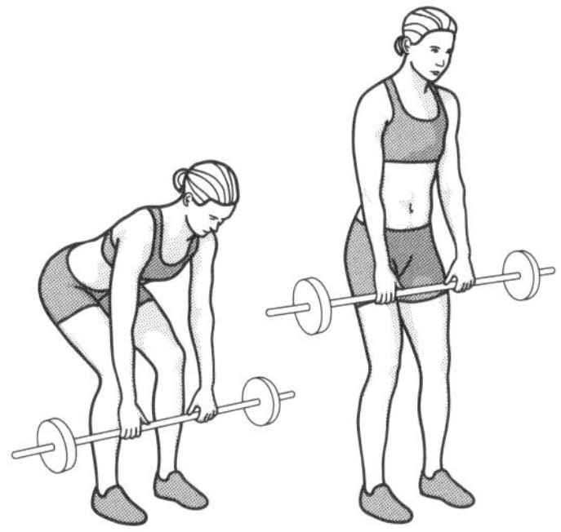

2 Deadlift, 10 Wdh.

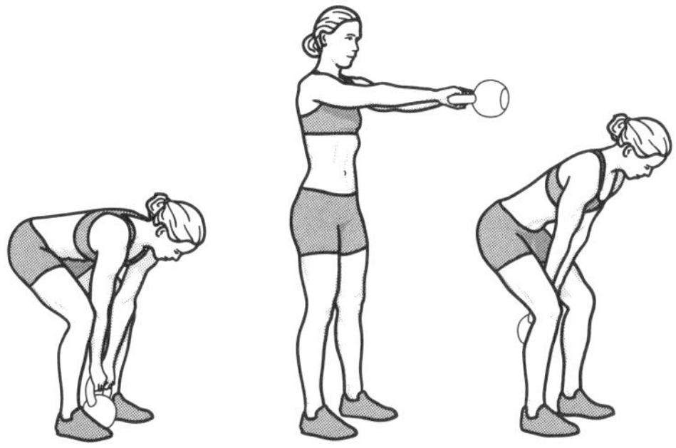

3 Kettlebell Swing, 15 Wdh.

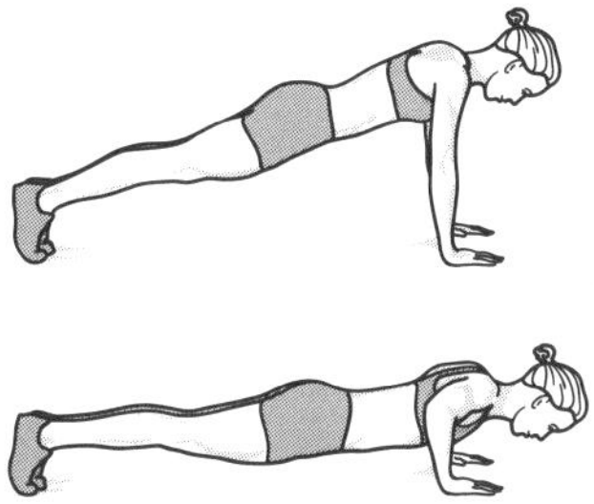

4 Push-up, 15 Wdh.

7 Box-Champion

1 2 3

Trainingsdauer: ca. 12 Minuten
Benötigte Hilfsmittel: Klimmzugstange, stabiler Kasten

	Übungen	Wiederholungen	Technischer Anspruch	Intensität	Seite
1	Wall Climb	2	2	2	104
2	Burpee Pull-up	3	2	2	107
3	Knees-to-Chest	8	1	2	105
4	Box Jump	9	1	1	108

Ausführung

Eine Runde besteht aus 2 Wall Climbs, 3 Burpee Pull-ups, 8 Knees-to-Chest und 9 Box Jumps. Absolviere so schnell wie möglich 5 Runden.

Schwerpunkt und Modifikationen

Der Box Champion stärkt den Rumpf und steigert die Ausdauer. Einsteiger beschränken sich auf 4 Runden und ersetzen die Burpee Pull-ups durch Burpees.

Minimale Pausen zwischen den Übungen – 5 Runden auf Zeit

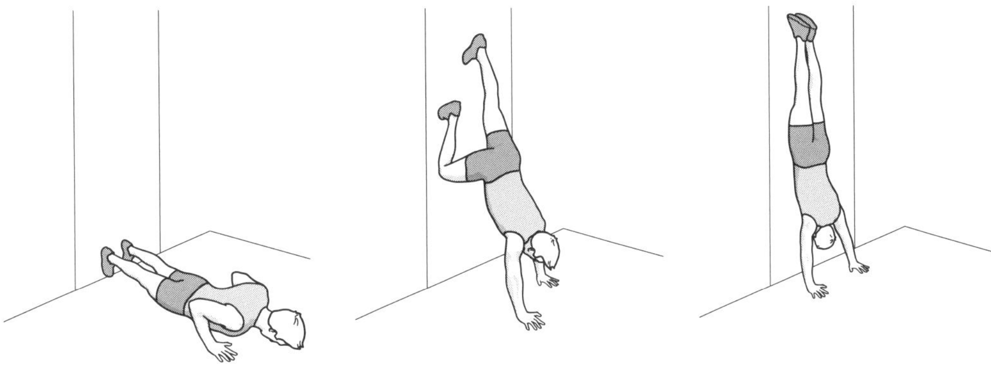

1 Wall Climb, 2 Wdh.

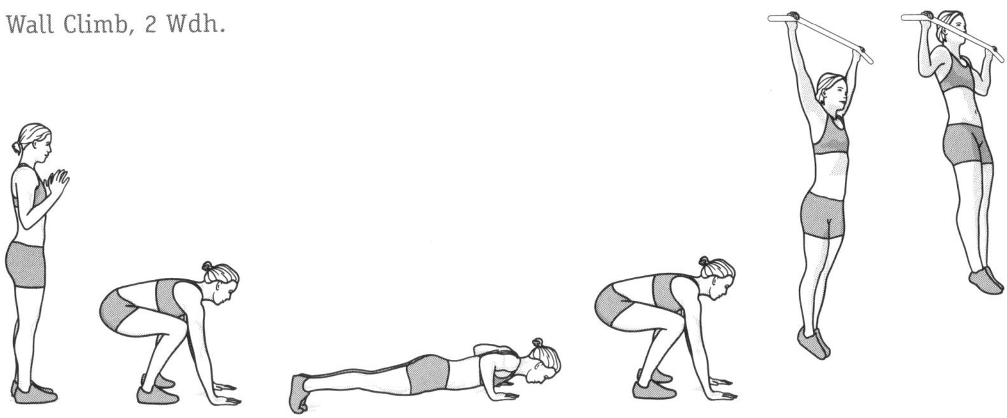

2 Burpee Pull-up, 3 Wdh.

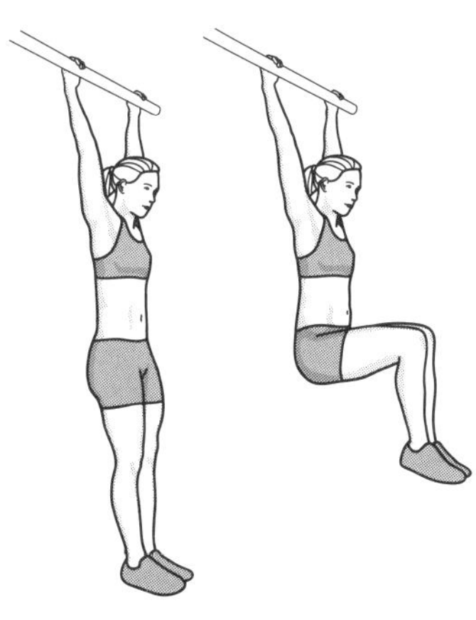

3 Knees-to-Chest, 8 Wdh.

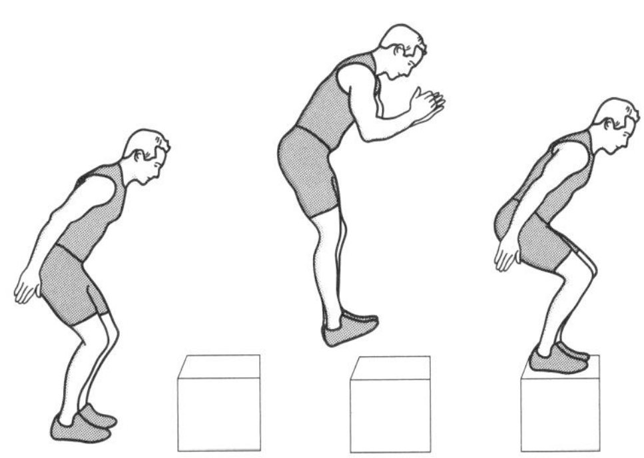

4 Box Jump, 9 Wdh.

8 Ladder

1 2 3

Trainingsdauer: 10 Minuten
Benötigte Hilfsmittel: Kettlebell, Medizinball

	Übungen	Wiederholungen	Technischer Anspruch	Intensität	Seite
1	Kettlebell Snatch	2 + 2 + 2 …	3	1	117
2	Wall Ball	2 + 2 + 2 …	2	2	117

Ausführung

Absolviere in 10 Minuten im Wechsel so viele Kettlebell Snatches und Wall Balls wie möglich. Starte mit je 2 Kettlebell Snatches und 2 Wall Balls, absolviere dann je 4 und erhöhe die Anzahl der Wiederholungen in jeder weiteren Runde um 2, bis die 10 Minuten um sind.

Schwerpunkt und Modifikationen

Hier liegt der Fokus auf der Verbesserung der Schulter- und Beinkraft. Einsteiger absolvieren Kettlebell Swings anstelle der Kettlebell Snatches.

Übungen 1 und 2 im Wechsel mit ansteigender Wiederholungszahl – minimale Pausen zwischen den Übungen – so viele Runden wie möglich

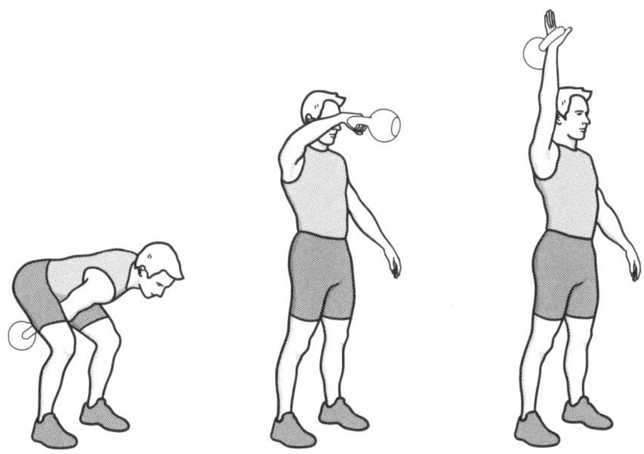

1 Kettlebell Snatch, 2 Wdh. (+ 2 jede Runde)

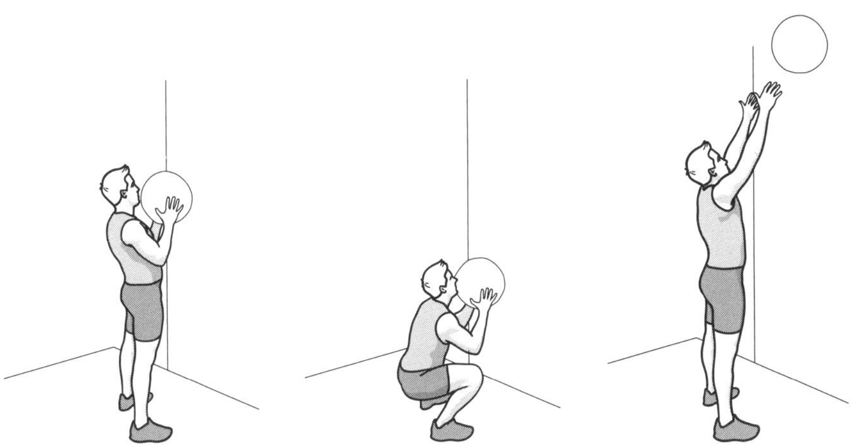

2 Wall Ball, 2 Wdh. (+ 2 jede Runde)

9 Shorty

1 2 3

Trainingsdauer: ca. 8 Minuten
Benötigte Hilfsmittel: Kettlebell, stabiler Kasten

	Übungen	Wiederholungen	Technischer Anspruch	Intensität	Seite
1	Kettlebell Swing	15-12-9-6-3	1	1	117
2	Box Jump	15-12-9-6-3	1	1	108
3	Sit-up	15-12-9-6-3	1	1	106

Ausführung

Absolviere so schnell wie möglich und mit minimalen Pausen zwischen den Übungen 15 Kettlebell Swings, 15 Box Jumps und 15 Sit-ups. Dann machst du 12 Kettlebell Swings, 12 Box Jumps und 12 Sit-ups usw. Die letzte Runde besteht aus 3 Wiederholungen jeder Übung.

Schwerpunkt und Modifikationen

Der Shorty fordert die Rumpfmuskulatur und die Beine. Einsteiger verzichten auf die Runde mit den 15 Wiederholungen.

Übungen 1 bis 3 im Wechsel mit absteigender Wiederholungszahl –
so viele Wiederholungen am Stück wie möglich – minimale Pausen zwischen den Übungen

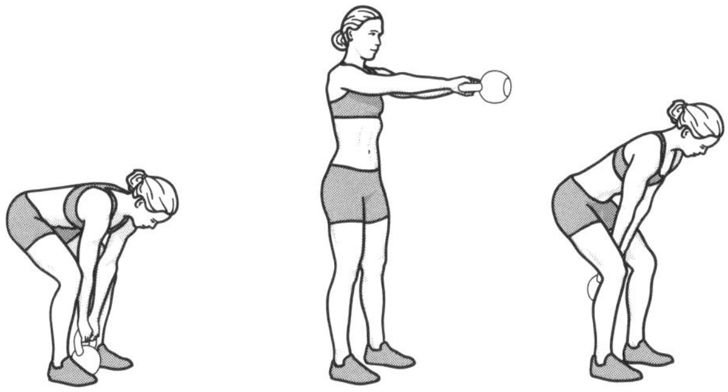

1 Kettlebell Swing, 15-12-9-6-3 Wdh.

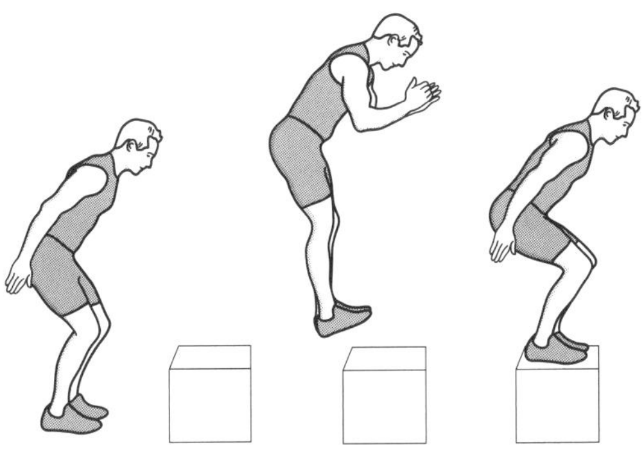

2 Box Jump, 15-12-9-6-3 Wdh.

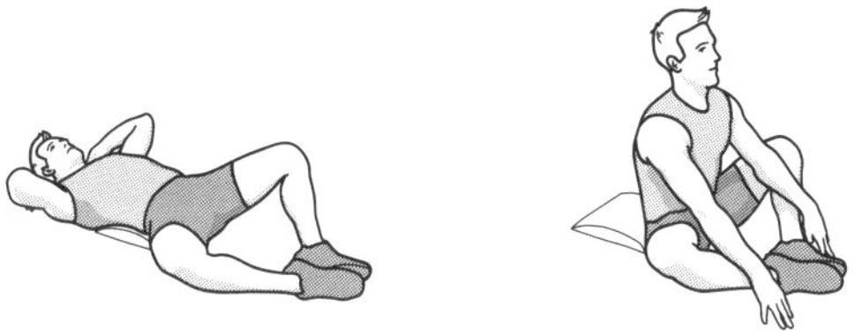

3 Sit-up, 15-12-9-6-3 Wdh.

10 Time Is Running Out

❶❷❸

Trainingsdauer: 18 Minuten
Benötigte Hilfsmittel: Rudererergometer, Kettlebells

	Übungen	Wiederholungen/ Distanz/ Belastungszeit	Technischer Anspruch	Intensität	Seite
1	Row	200 m (Männer)/ 150 m (Frauen)	2	2	102
2	Farmers Walk	50 Sek.	1	1	116
3	Burpee	12 Wdh.	1	3	107

Ausführung

Dies ist ein sogenanntes EMOM-Workout. *EMOM* steht für *every minute on the minute*. Bei dieser Workout-Form ergibt sich die Pausenlänge individuell. Je schneller du die Übung ausführst, desto länger fällt die Pause aus. Du hast also die Wahl: Entweder arbeitest du schnell, um eine längere Pause zu haben, oder langsam und kontrolliert, um mit einer kurzen Pause in den nächsten Satz zu starten. Stelle einen Timer auf 18 Minuten ein. Du startest auf dem Rudergerät: Männer absolvieren 200 m (= 12 Kalorien), Frauen 150 m (= 8 Kalorien). Pausiere bis zum Ende der Minute. Bei Beginn einer neuen Minute wechselst du zur nächsten Übung, dem Farmers Walk. Pausiere wieder bis zum Ende der Minute und absolviere dann die 12 Burpees. Nach Ablauf der Minute beginnst du wieder mit dem Rudern usw.

Schwerpunkt und Modifikationen

Dieses Ganzkörper-WOD dient unter anderem der Verbesserung der Griffkraft und der Steigerung der Ausdauer. Einsteiger reduzieren die Gesamtdauer auf 12 Minuten.

Übungen 1 bis 3 im Wechsel – Übung und Pause dauern insgesamt je 1 Minute

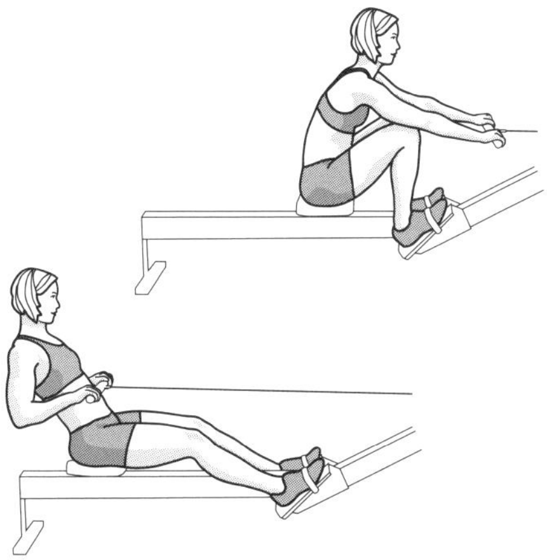

1 Row, 200 m (Männer)/150 m (Frauen)

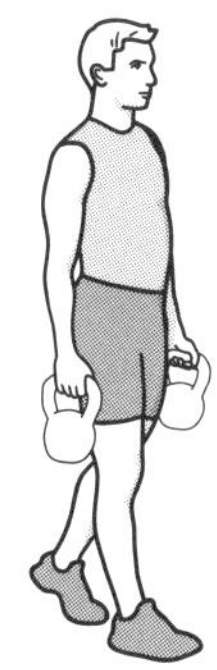

2 Farmers Walk, 50 Sek.

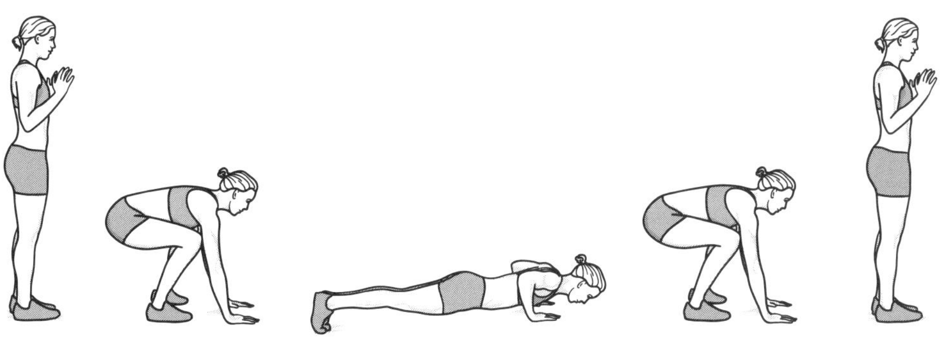

3 Burpee, 12 Wdh.

11 You Go, I Go (Team-WOD)

1 2 3

Trainingsdauer: 15 Minuten
Benötigte Hilfsmittel: Springseil, Medizinball, Kettlebell, Langhantel

	Übungen	Wiederholungen	Technischer Anspruch	Intensität	Seite
1	Double Under	50	2	1	103
2	Wall Ball	40	2	2	117
3	Kettlebell Swing	30	1	1	117
4	Burpee	20	1	3	107
5	Hang Power Clean	10	2	2	113

Ausführung

Dieses Workout absolvierst du im Zweierteam. Partner 1 startet mit Double Unders, während Partner 2 pausiert. Anschließend absolviert Partner 2 die Wall Balls, während Partner 1 pausiert usw. Die Übungen werden schnell und mit möglichst vielen Wiederholungen am Stück ausgeführt, die Pausen sind kurz. Macht in 15 Minuten so viele Runden wie möglich.

Schwerpunkt und Modifikationen

Wer seine Ausdauer steigern und seine Schnellkraft verbessern will, liegt mit diesem WOD genau richtig. Einsteiger reduzieren die Dauer auf 12 Minuten.

Teampartner sind abwechselnd aktiv –
so viele Wiederholungen am Stück wie möglich – so viele Runden wie möglich

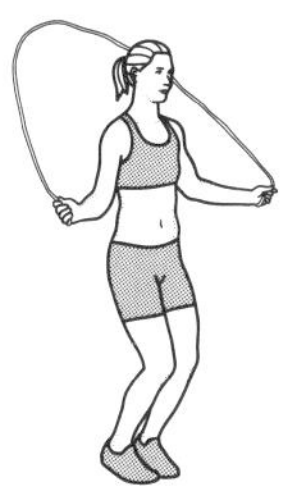

1 Double Under, 50 Wdh.

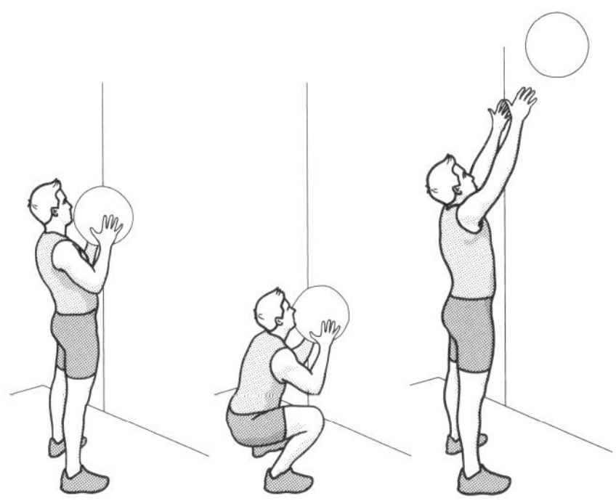

2 Wall Ball, 40 Wdh.

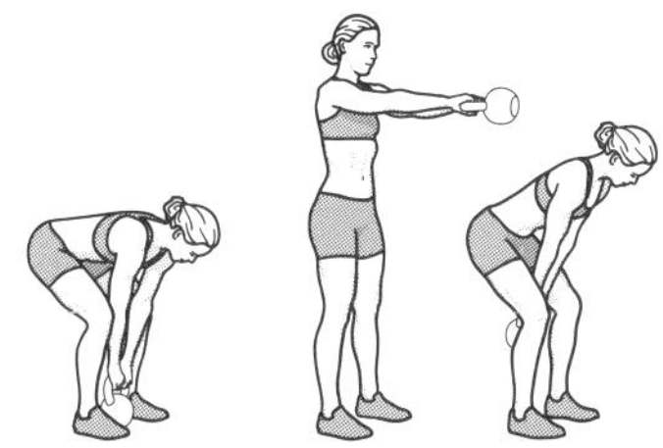

3 Kettlebell Swing, 30 Wdh.

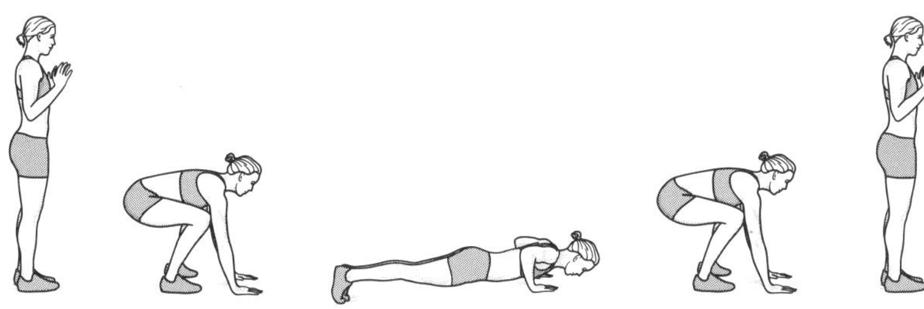

4 Burpee, 20 Wdh.

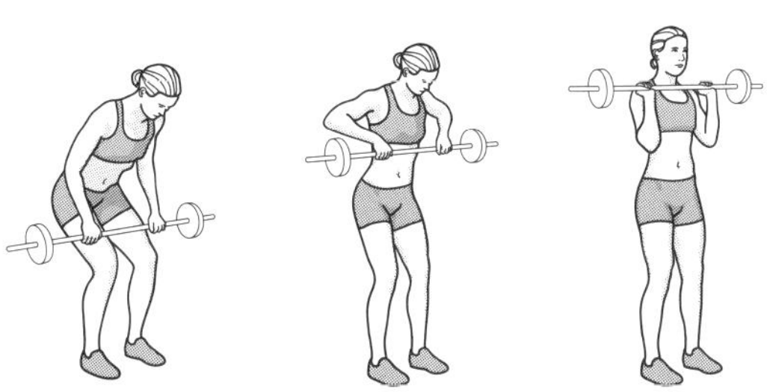

5 Hang Power Clean, 10 Wdh.

12 The Mountain

1 2 3

Trainingsdauer: ca. 20 Minuten
Benötigte Hilfsmittel: Springseil, Kettlebell, Ruderergometer, stabiler Kasten, Klimmzugstange

	Übungen	Wiederholungen/ Distanz	Technischer Anspruch	Intensität	Seite
1	Double Under	80 Wdh.	2	1	103
2	Goblet Squat	70 Wdh.	1	2	116
3	Row	600 m	2	2	102
4	Box Jump	50 Wdh.	1	1	108
5	Lunge	40 Wdh.	1	1	108
6	Toes-to-Bar	30 Wdh.	2	2	105
7	Run	200 m	1	1	102

Ausführung

Absolviere die vorgegebenen Übungen so schnell wie möglich.

Schwerpunkt und Modifikationen

Hier stehen ganz klar die Bein- und Rumpfmuskulatur und die Ausdauer im Fokus. Anfänger reduzieren die Wiederholungen jeweils um 10. Toes-to-Bar können durch Knees-to-Chest ersetzt werden, Double Unders durch Single Unders.

So viele Wiederholungen am Stück wie möglich –
minimale Pausen zwischen den Übungen – Workout auf Zeit absolvieren

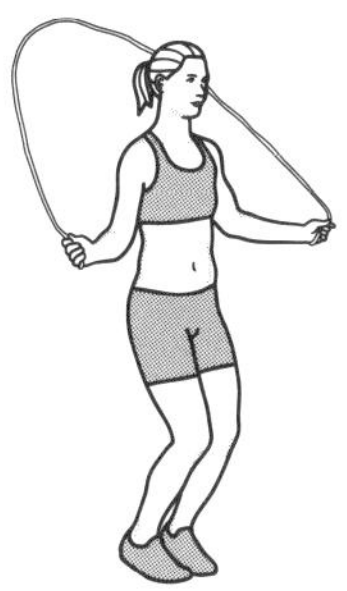

1 Double Under, 80 Wdh.

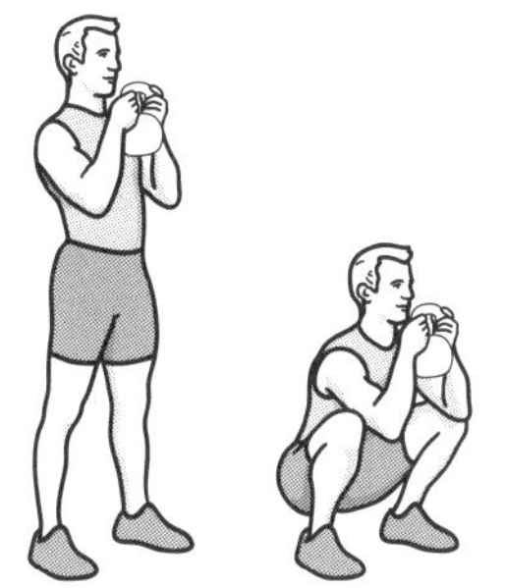

2 Goblet Squat, 70 Wdh.

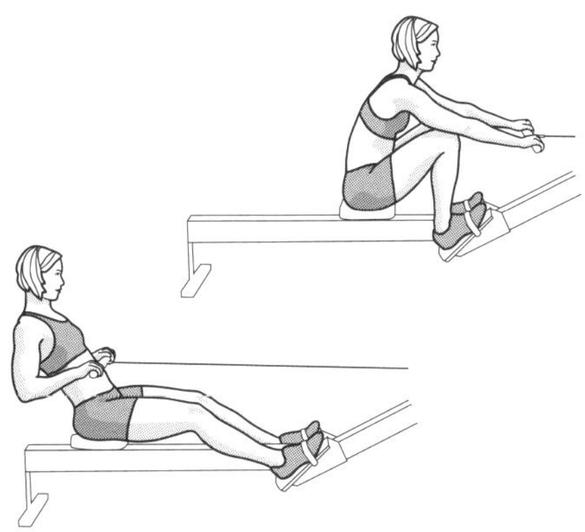

3 Row, 600 m

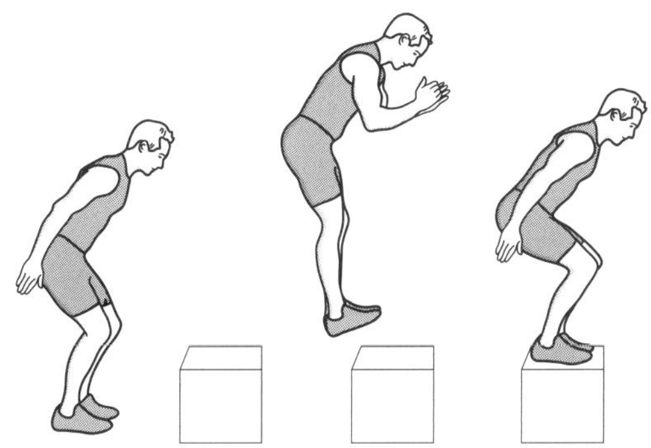

4 Box Jump, 50 Wdh.

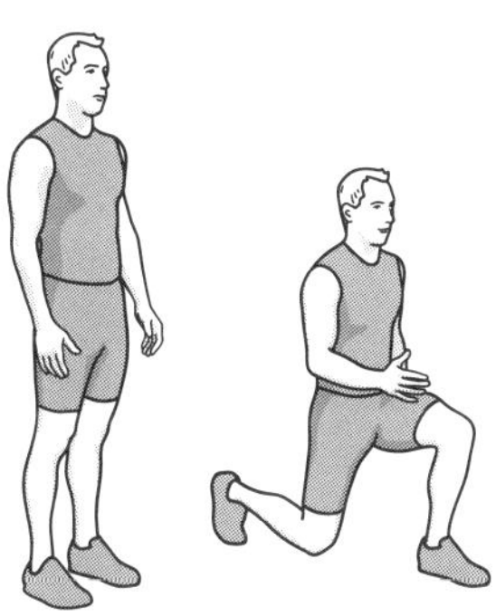

5 Lunge, 40 Wdh.

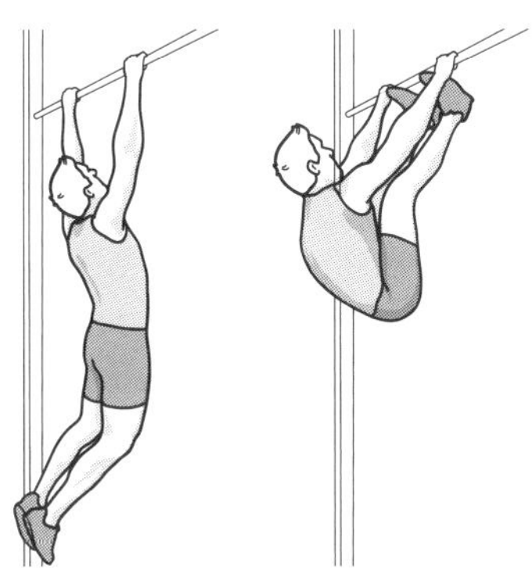

6 Toes-to-Bar, 30 Wdh.

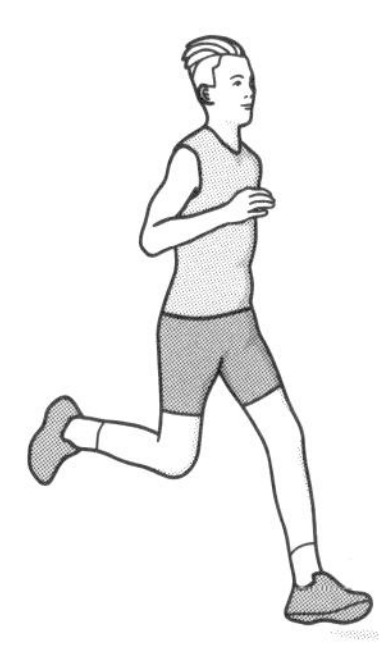

7 Run, 200 m

13 Drop It Like It's Hot

1 2 3

Trainingsdauer: ca. 12 Minuten
Benötigtes Hilfsmittel: stabiler Kasten

	Übungen	Wiederholungen/ Distanz	Technischer Anspruch	Intensität	Seite
1	Squat	100 Wdh.	1	1	103
2	Sit-up	75 Wdh.	1	1	106
3	Box Jump	50 Wdh.	1	1	108
4	Run	400 m	1	1	102

Ausführung

Absolviere die vorgegebenen Übungen so schnell wie möglich.

Schwerpunkt und Modifikationen

Dieses WOD lässt die Muskulatur in Beinen und Rumpf brennen und bringt die Ausdauer voran. Einsteiger machen jeweils 25 Wiederholungen weniger.

So viele Wiederholungen am Stück wie möglich – minimale Pausen zwischen den Übungen – Workout auf Zeit absolvieren

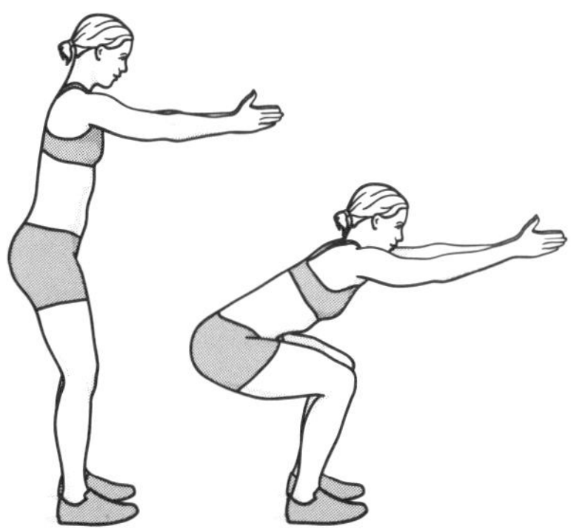

1 Squat, 100 Wdh.

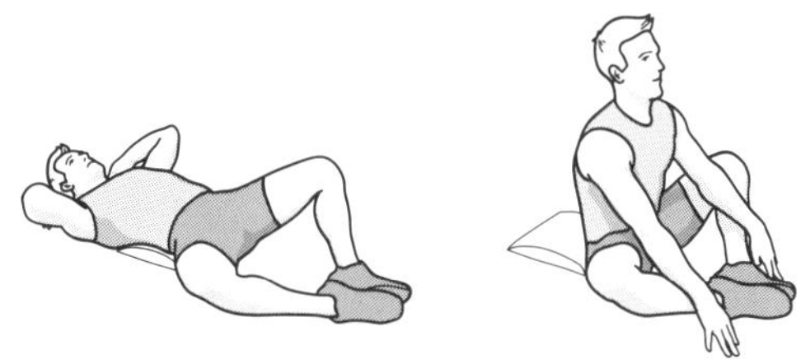

2 Sit-up, 75 Wdh.

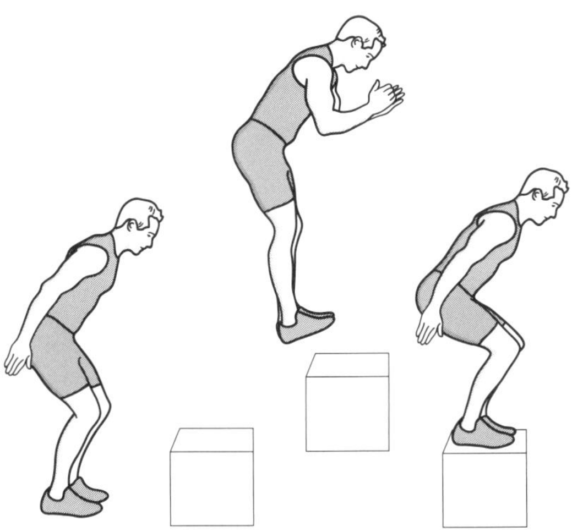

3 Box Jump, 50 Wdh.

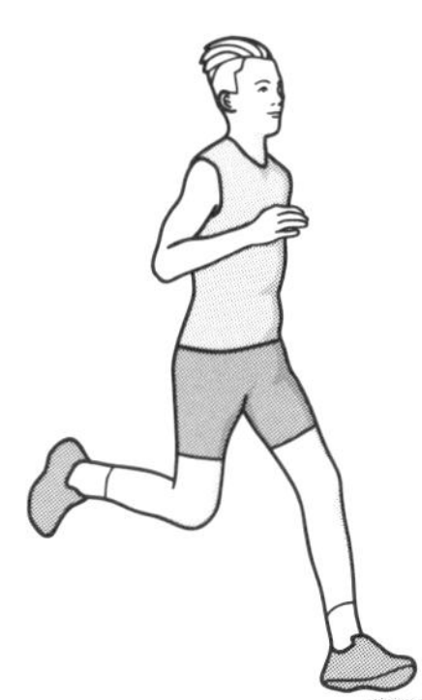

4 Run, 400 m

14 Bodyguard

1 2 3

Trainingsdauer: ca. 15 Minuten
Benötigtes Hilfsmittel: Klimmzugstange

	Übungen	Wiederholungen	Technischer Anspruch	Intensität	Seite
1	Pull-up	5	2	2	105
2	Toes-to-Bar	10	2	2	105
3	Push-up	15	1	1	104
4	Squat	20	1	1	103

Ausführung

Eine Runde dieses WODs besteht aus 5 Pull-ups, 10 Toes-to-Bar, 15 Push-ups und 20 Squats. Absolviere 5 Runden so schnell wie möglich.

Schwerpunkt und Modifikationen

Das Bodyguard-WOD bietet ein effizientes Ganzkörpertraining. Einsteiger starten mit 4 Runden. Pull-ups können durch Ring Rows ersetzt werden, Toes-to-Bar durch Knees-to-Chest.

So viele Wiederholungen am Stück wie möglich –
minimale Pausen zwischen den Übungen – 5 Runden auf Zeit

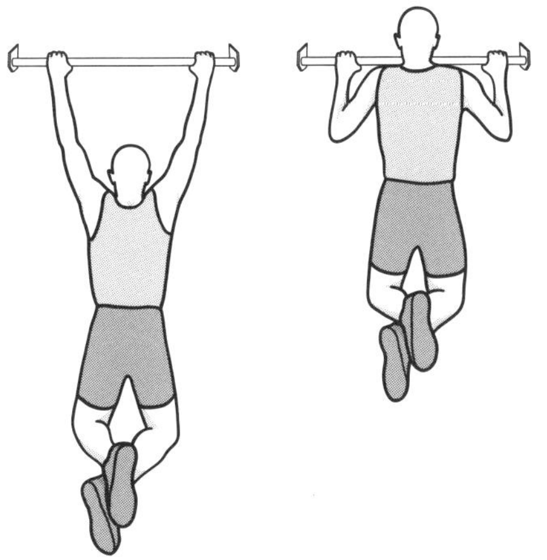

1 Pull-up, 5 Wdh.

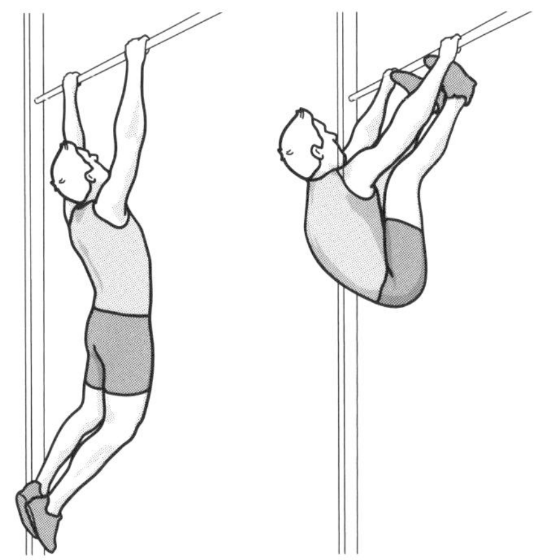

2 Toes-to-Bar, 10 Wdh.

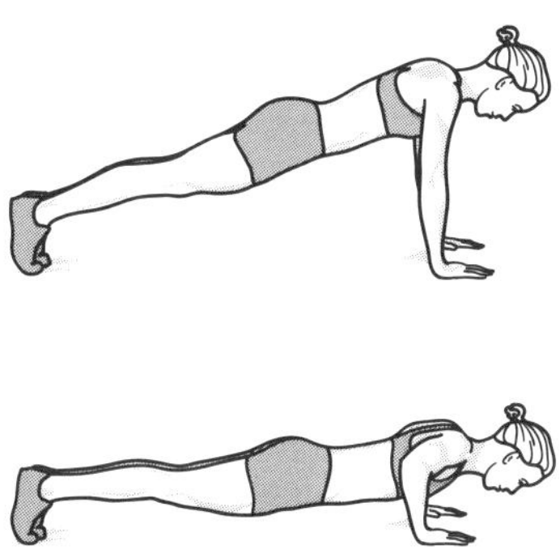

3 Push-up, 15 Wdh.

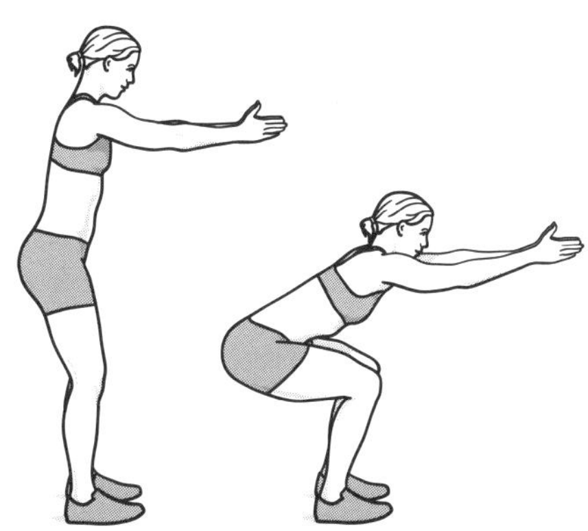

4 Squat, 20 Wdh.

15 Up And Down

1 **2** 3

Trainingsdauer: 10 Minuten
Benötigte Hilfsmittel: Langhantel, Kurzhanteln, Springseil

	Übungen	Wiederholungen/ Distanz	Technischer Anspruch	Intensität	Seite
1	Squat Clean	6	3	3	114
2	Dumbbell Push Press	12	1	2	116
3	Double Under	24	2	1	103

Ausführung

Eine Runde besteht aus 6 Squat Cleans, 12 Dumbbell Push Presses und 24 Double Unders. Absolviere in 10 Minuten so viele Runden wie möglich.

Schwerpunkt und Modifikationen

Beim Up And Down stehen Schnellkraft und Ausdauer im Fokus. Einsteiger reduzieren die Trainingsdauer auf 8 Minuten und ersetzen Squat Cleans durch Hang Power Cleans, Double Unders durch Single Unders.

So viele Wiederholungen am Stück wie möglich –
minimale Pausen zwischen den Übungen – so viele Runden wie möglich

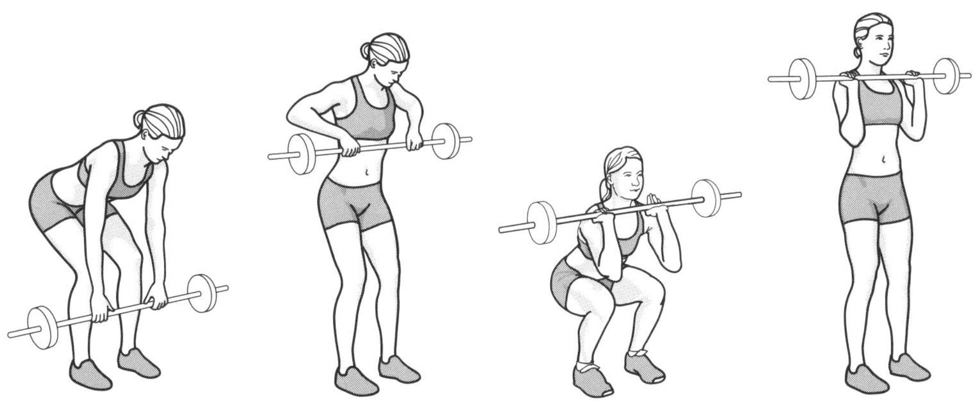

1 Squat Clean, 6 Wdh.

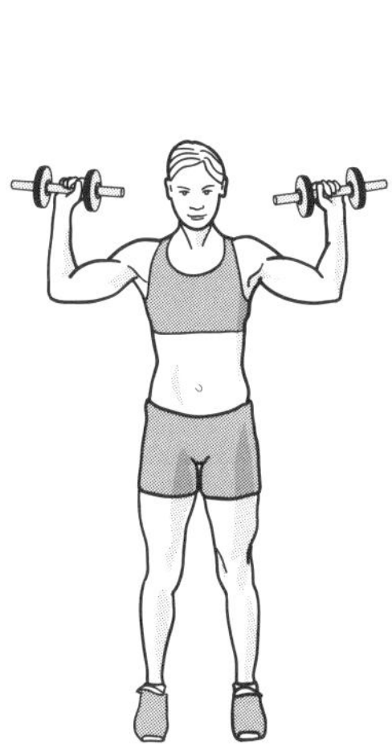

2 Dumbbell Push Press, 12 Wdh.

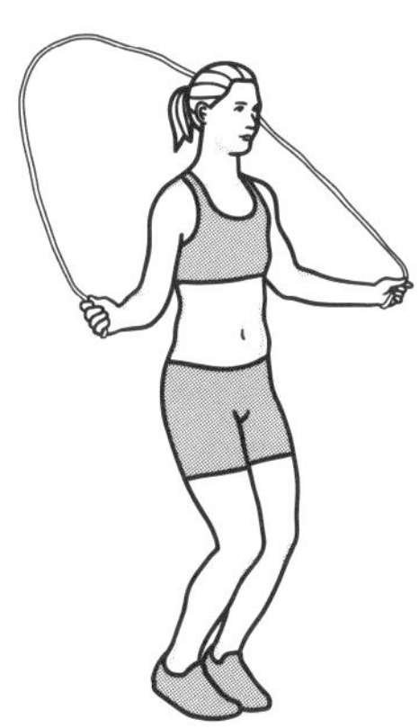

3 Double Under, 24 Wdh.

16 High Five

1 **2** 3

Trainingsdauer: ca. 12 Minuten
Benötigte Hilfsmittel: Medizinball, Langhantel

	Übungen	Wiederholungen	Technischer Anspruch	Intensität	Seite
1	Wall Ball	15	2	2	117
2	Power Clean	15	2	2	114

Ausführung

Eine Runde besteht aus 15 Wall Balls und 15 Power Cleans. Absolviere 5 Runden so schnell wie möglich.

Schwerpunkt und Modifikationen

Hier dreht sich alles um die Verbesserung der Schnellkraft. Einsteiger starten mit 4 Runden und ersetzen Power Cleans durch Hang Power Cleans.

So viele Wiederholungen am Stück wie möglich –
Minimale Pausen zwischen den Übungen – 5 Runden auf Zeit

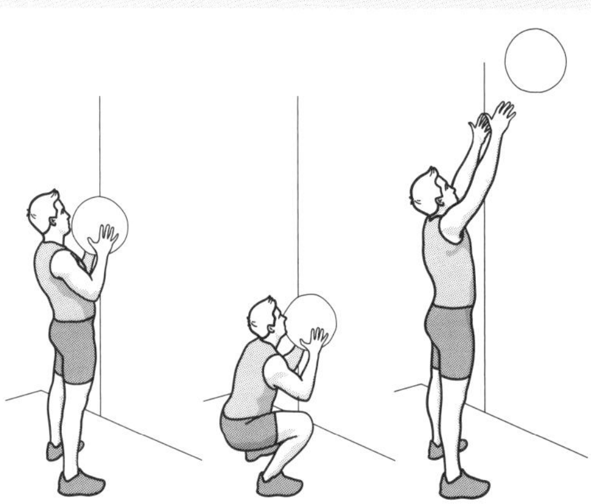

1 Wall Ball, 15 Wdh.

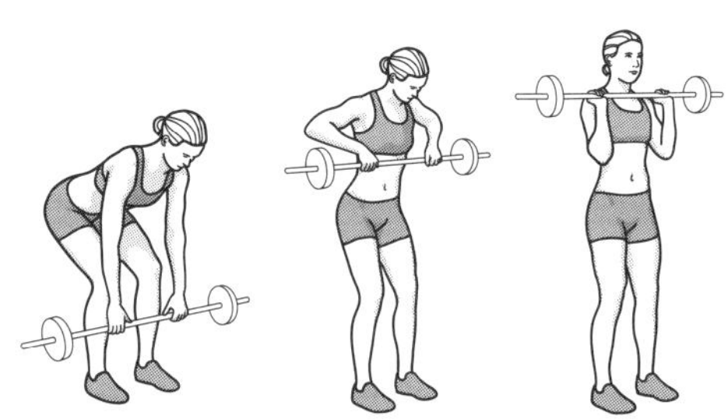

2 Power Clean, 15 Wdh.

17 Row Your Boat

Trainingsdauer: ca. 13 Minuten
Benötigte Hilfsmittel: Rudererergometer, Kettlebell

	Übungen	Wiederholungen/ Distanz	Technischer Anspruch	Intensität	Seite
1	Row	500 m	2	2	102
2	Kettlebell Swing	25 Wdh.	1	1	117
3	Handstand Push-up	12 Wdh.	3	3	104

Ausführung

Eine Runde besteht aus 500 Meter Rudern, 25 Kettlebell Swings und 12 Handstand Push-ups. Absolviere so schnell wie möglich 3 Runden.

Schwerpunkt und Modifikationen

Dieses Ganzkörpertraining kommt der Schultermuskulatur zugute und steigert die Ausdauer. Einsteiger beschränken sich auf 2 Runden und ersetzen Handstand Push-ups durch normale Push-ups.

Übung 1 bis 3 im Wechsel – minimale Pausen zwischen den Übungen – 3 Runden auf Zeit

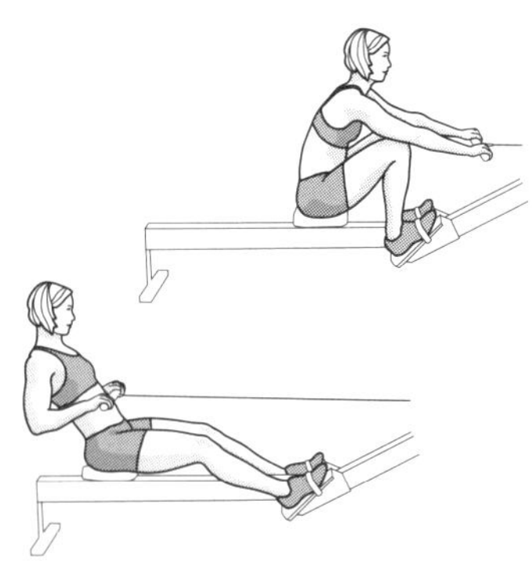

1 Row, 500 m

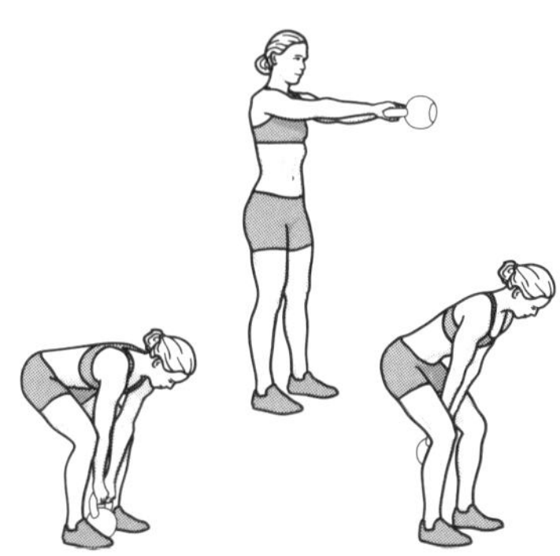

2 Kettlebell Swing, 25 Wdh.

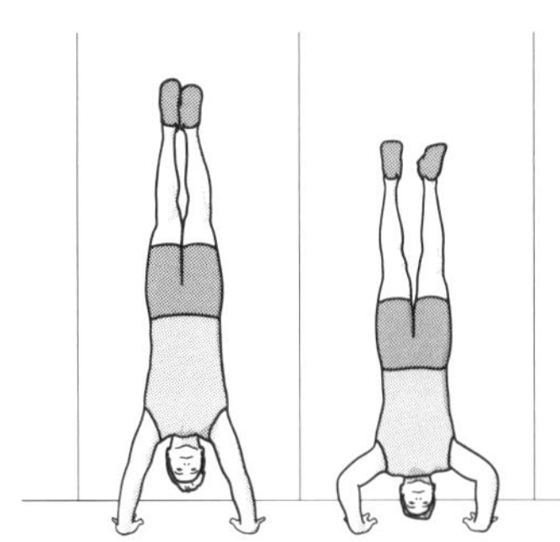

3 Handstand Push-up, 12 Wdh.

18 Meet Your Ego

1 **2** 3

Trainingsdauer: ca. 8 Minuten
Benötigte Hilfsmittel: Langhantel, Springseil

	Übungen	Wiederholungen	Technischer Anspruch	Intensität	Seite
1	Deadlift	10	2	2	112
2	Double Under	50	2	1	103

Ausführung

Eine Runde besteht aus 10 Deadlifts und 50 Double Unders. Absolviere so schnell wie möglich 3 Runden.

Schwerpunkt und Modifikationen

Hier sind die rückseitige Muskulatur und die Ausdauer gefordert. Anfänger reduzieren auf 2 Runden und machen Single Unders statt Double Unders.

**Übungen 1 und 2 im Wechsel –
minimale Pausen zwischen den Übungen – 3 Runden auf Zeit**

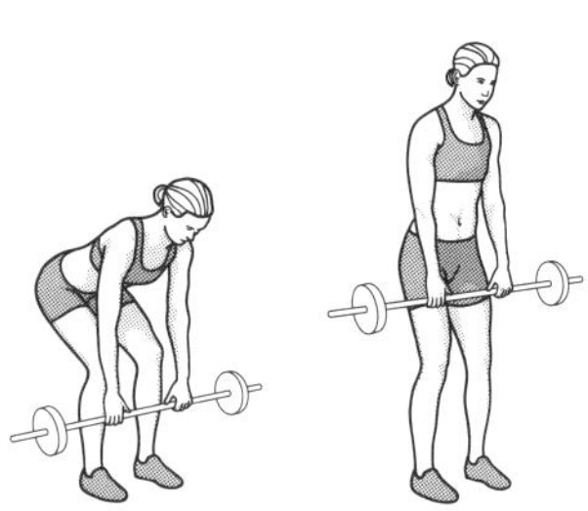

1 Deadlift, 10 Wdh.

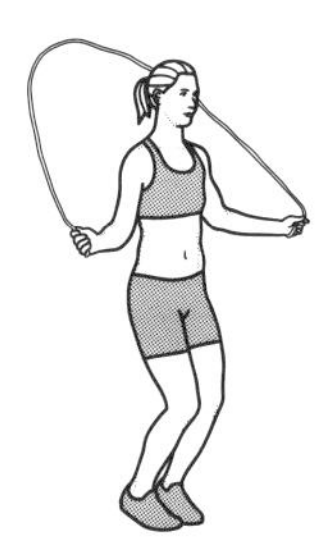

2 Double Under, 50 Wdh.

19 Blockbuster

1 2 3

Trainingsdauer: ca. 12 Minuten
Benötigtes Hilfsmittel: Langhantel

	Übungen	Wiederholungen	Technischer Anspruch	Intensität	Seite
1	Sumo Deadlift High-Pull	12	2	2	113
2	Push Press	12	3	2	111

Ausführung

Eine Runde besteht bei diesem WOD aus 12 Sumo Deadlift High-Pulls und 12 Push Presses. Absolviere in möglichst kurzer Zeit 5 Runden.

Schwerpunkt und Modifikationen

Anfänger starten mit 3 Runden dieses Workouts. Es stärkt die Muskulatur an der Körperrückseite und kräftigt die Schultern.

**Übungen 1 und 2 im Wechsel –
minimale Pausen zwischen den Übungen – 5 Runden auf Zeit**

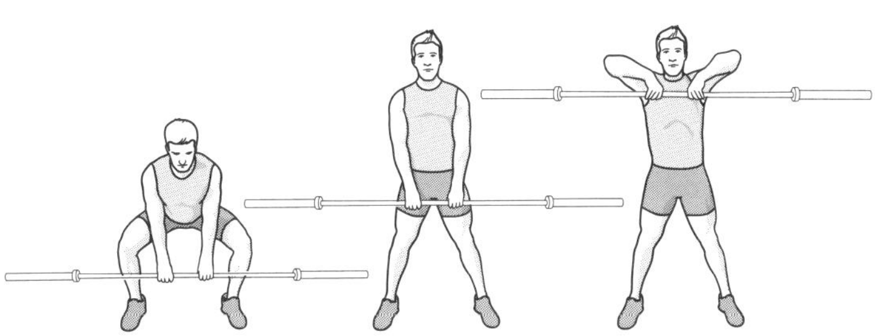

1 Sumo Deadlift High-Pull, 12 Wdh.

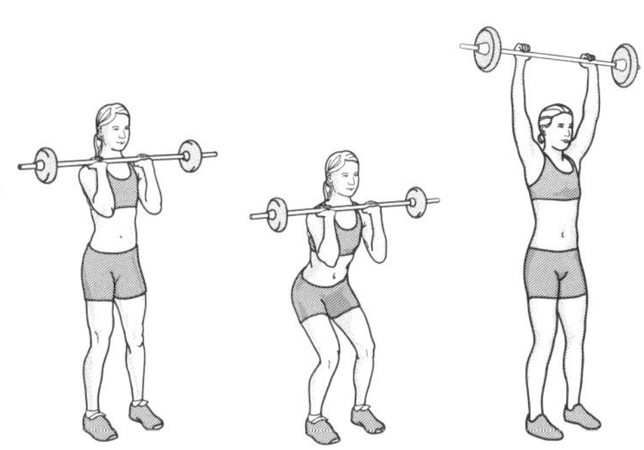

2 Push Press, 12 Wdh.

20 Monster

1 **2** 3

Trainingsdauer: ca. 18 Minuten
Benötigte Hilfsmittel: Langhantel, Medizinball, Klimmzugstange

	Übungen	Wiederholungen/ Distanz	Technischer Anspruch	Intensität	Seite
1	Power Snatch	21-18-15-12-9	3	2	115
2	Wall Ball	21-18-15-12-9	2	2	117
3	Knees-to-Chest	21-18-15-12-9	1	2	105

Ausführung

Absolviere die Übungen 1 bis 3 im Wechsel. Bei jeder Runde machst du von jeder Übung 3 Wiederholungen weniger. Das heißt, du beginnst mit 21 Wiederholungen Power Snatches, 21 Wall Balls und 21 Knees-to-Chest. Es folgen 18 Power Snatches, 18 Wall Balls usw., bis du bei jeweils 9 Wiederholungen angekommen bist. Die Pausen zwischen den Übungen sind nur wenige Sekunden lang.

Schwerpunkt und Modifikationen

Bei dieser Kombination aus Schnellkrafttraining und Training der Rumpfmuskulatur lassen Einsteiger eine Runde weg und beginnen mit 18 statt mit 21 Wiederholungen.

So viele Wiederholungen am Stück wie möglich – minimale Pausen zwischen den Übungen – so viele Runden wie möglich

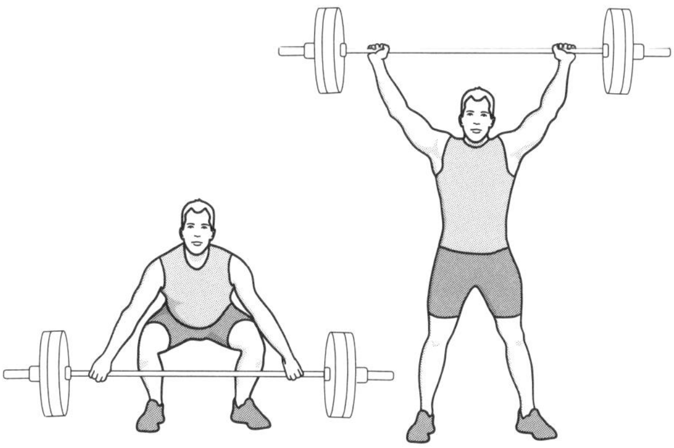

1 Power Snatch, 21-18-15-12-9 Wdh.

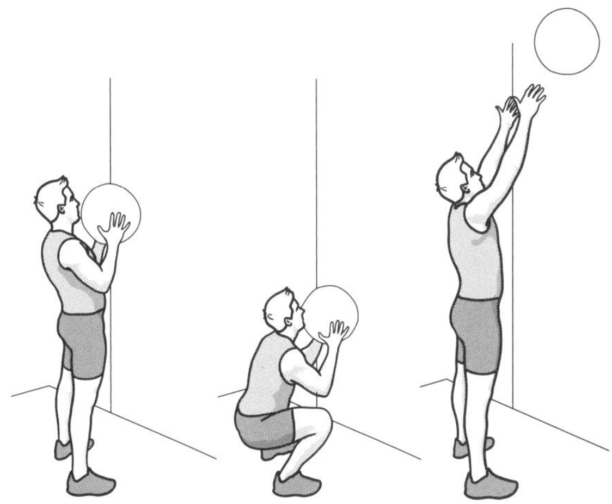

3 Wall Ball, 21-18-15-12-9 Wdh.

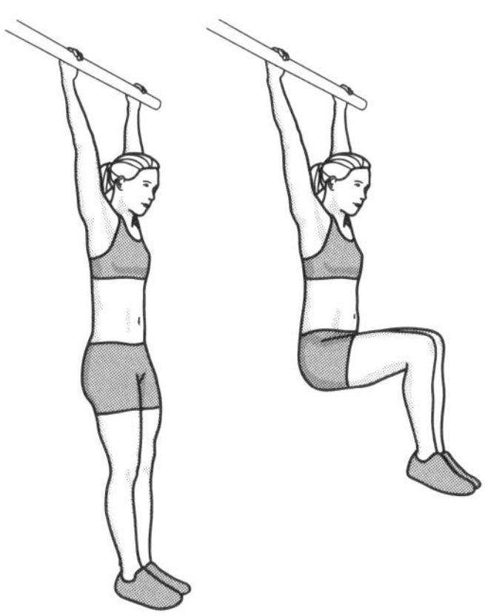

3 Knees-to-Chest, 21-18-15-12-9 Wdh.

21 Happy Hour

1 2 3

Trainingsdauer: ca. 25 Minuten
Benötigte Hilfsmittel: Klimmzugstange, Fahrradergometer

	Übungen	Wiederholungen/ Distanz	Technischer Anspruch	Intensität	Seite
1	Run	1000 m	1	1	102
2	Pull-up	25 Wdh.	2	2	105
3	Push-up	50 Wdh.	1	1	104
4	Sit-up	75 Wdh.	1	1	106
5	Squat	100 Wdh.	1	1	103
6	Bike	1000 m	1	2	102

Ausführung

Absolviere so schnell wie möglich einen 1000-Meter-Lauf, 25 Pull-ups, 50 Push-ups, 75 Sit-ups, 100 Squats und 1000 Meter auf dem Fahrradergometer. Halte die Pausen zwischen den Übungen möglichst kurz.

Schwerpunkt und Modifikationen

Von diesem Ganzkörperworkout profitiert deine Ausdauer. Anfänger reduzieren Run und Bike um je 200 Meter und machen von den anderen Übungen 15 Wiederholungen weniger.

Minimale Pausen zwischen den Übungen – Workout so schnell wie möglich absolvieren

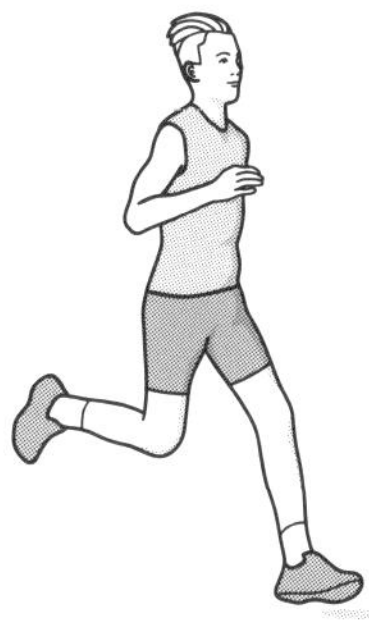

1 Run, 1000 m

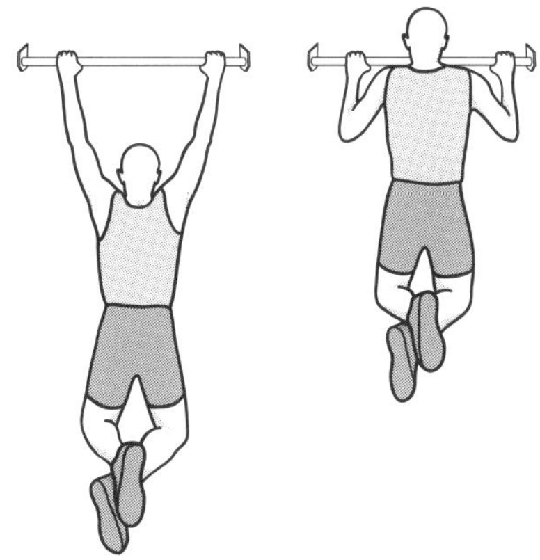

2 Pull-up, 25 Wdh.

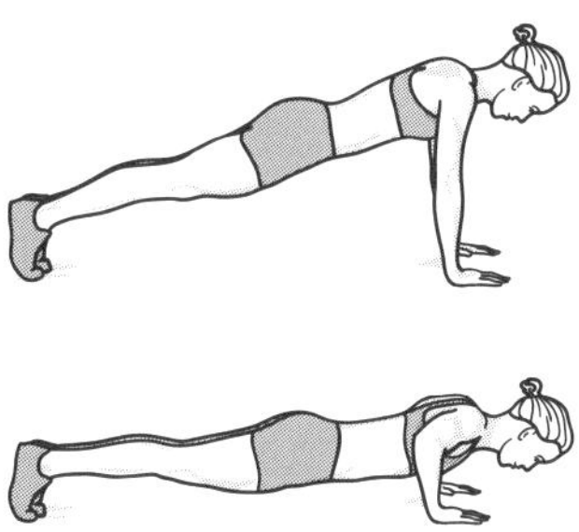

3 Push-up, 50 Wdh.

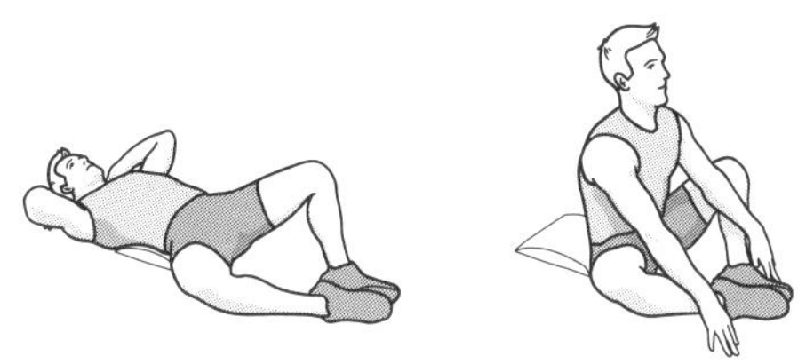

4 Sit-up, 75 Wdh.

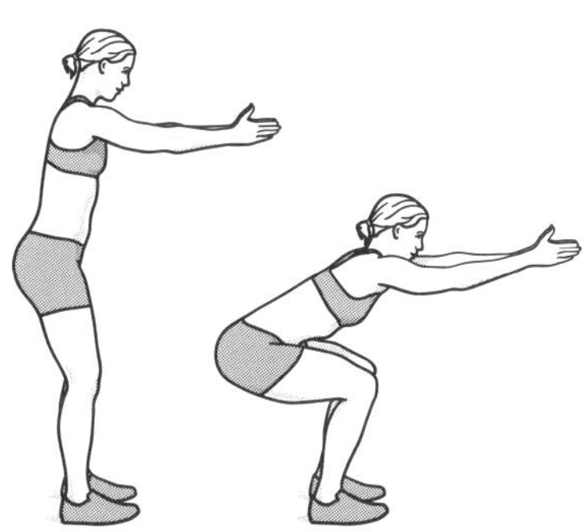

5 Squat, 100 Wdh.

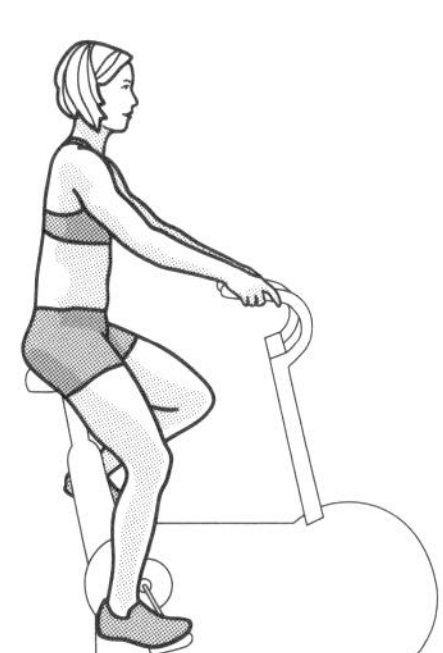

6 Bike, 1000 m

22 One Is None

1 2 3

Trainingsdauer: 18 Minuten
Benötigte Hilfsmittel: Springseil, Langhantel, Bank

	Übungen	Wiederholungen	Technischer Anspruch	Intensität	Seite
1	Double Under	50	2	1	103
2	Burpee	40	1	3	107
3	Sit-up	30	1	1	106
4	Front Squat	20	2	2	110
5	Bench Press	10	2	2	112

Ausführung

Eine Runde dieses Workouts setzt sich zusammen aus 50 Double Unders, 40 Burpees, 30 Sit-ups, 20 Front Squats und 10 Bench Presses. Absolviere in 18 Minuten so viele Runden wie möglich. Halte die Pausen zwischen den Übungen möglichst kurz.

Schwerpunkt und Modifikationen

Diese Kombination verbessert die Beinkraft, stärkt die Brustmuskulatur und steigert die Ausdauer. Einsteiger beginnen mit 12 Minuten und ersetzen Double Unders durch Single Unders.

Übungen 1 bis 5 im Wechsel – minimale Pausen zwischen den Übungen – so viele Runden wie möglich absolvieren

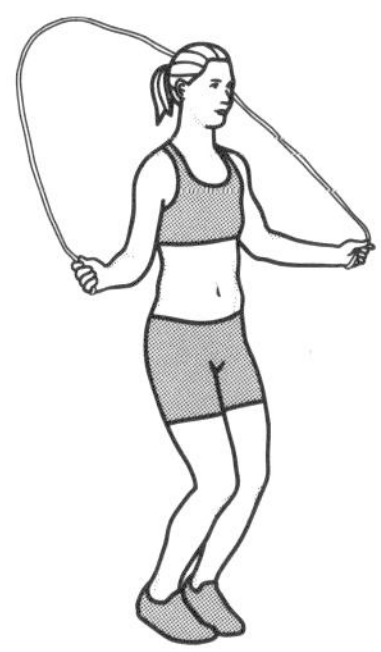

1 Double Under, 50 Wdh.

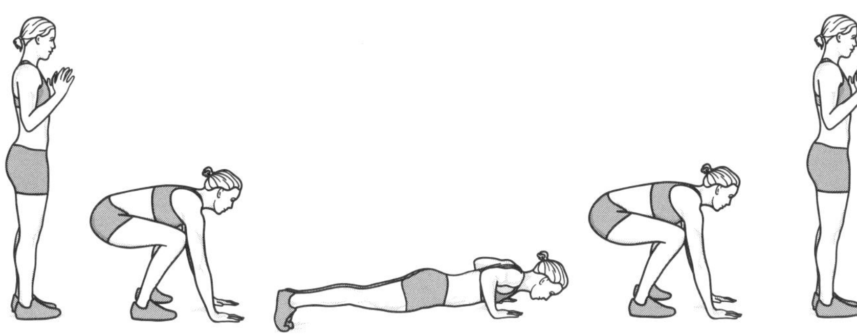

2 Burpee, 40 Wdh.

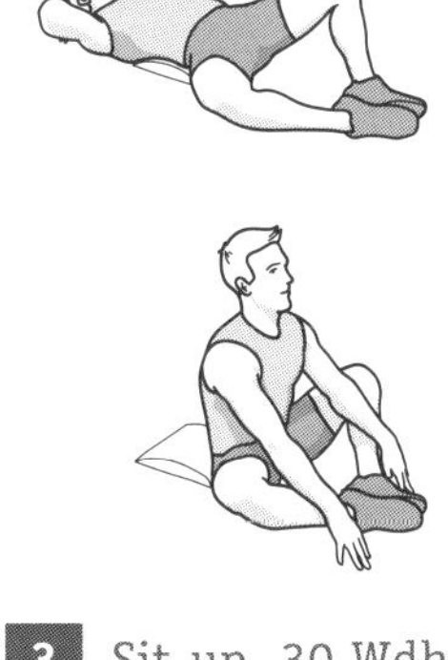

3 Sit-up, 30 Wdh.

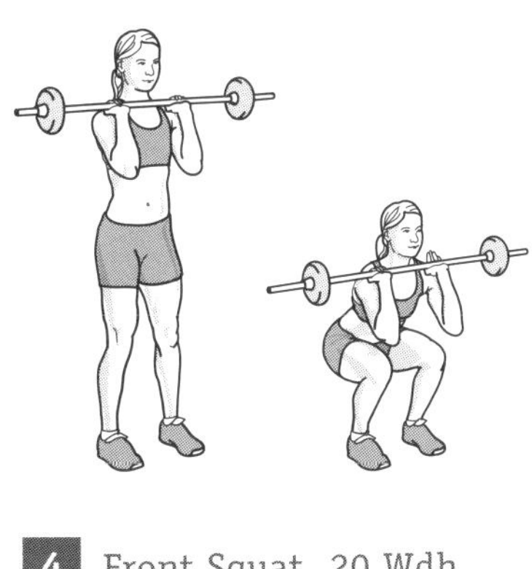

4 Front Squat, 20 Wdh.

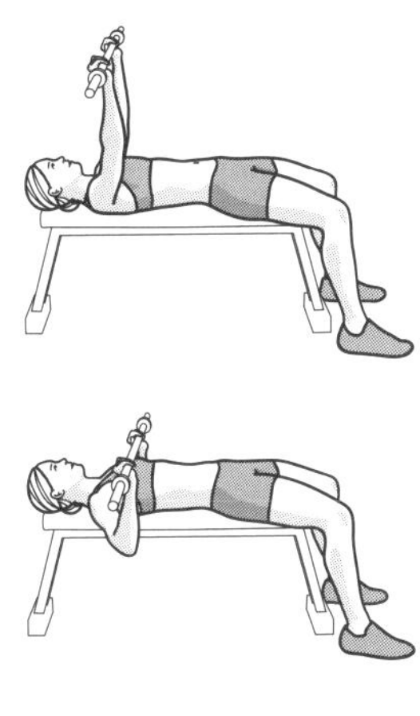

5 Bench Press, 10 Wdh.

23 Bike, Row and Run

1 **2** 3

Trainingsdauer: ca. 30 Minuten
Benötigte Hilfsmittel: Fahrradergometer, Kettlebell, Rudererergometer, Medizinball, Klimmzugstange

	Übungen	Wiederholungen/ Distanz	Technischer Anspruch	Intensität	Seite
1	Bike	3000 m	1	2	102
2	Kettlebell Swing	75 Wdh.	1	1	117
3	Row	1000 m	2	1	102
4	Wall Ball	60 Wdh.	2	2	117
5	Run	800 m	1	1	102
6	Pull-up	45 Wdh.	2	2	105

Ausführung

Absolviere so schnell wie möglich 3.000 Meter auf dem Fahrradergometer, 75 Kettlebell Swings, 1000 Meter auf dem Rudererergometer, 60 Wall Balls, einen 800-Meter-Lauf und 45 Pull-ups. Halte die Pausen zwischen den Übungen möglichst kurz.

Schwerpunkt und Modifikationen

Hier dürfte ziemlich schnell klar werden, dass es um die Steigerung der Ausdauer geht. Einsteiger reduzieren die Strecke bei Bike, Run und Row um jeweils die Hälfte und ersetzen Pull-ups durch Ring Rows.

Minimale Pausen zwischen den Übungen – Workout so schnell wie möglich absolvieren

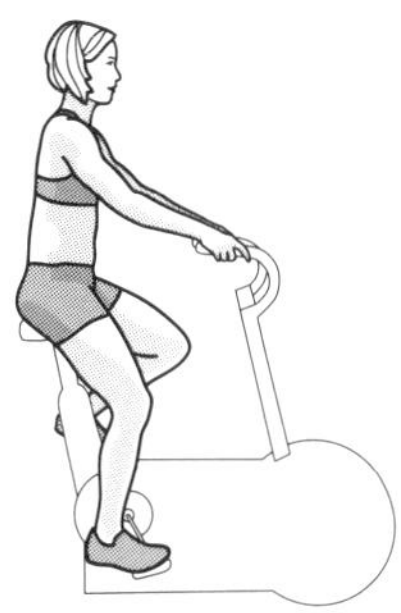

1 Bike, 3000 m

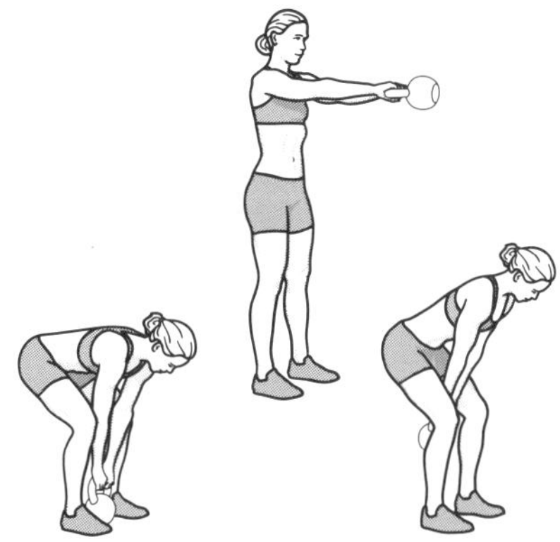

2 Kettlebell Swing, 75 Wdh.

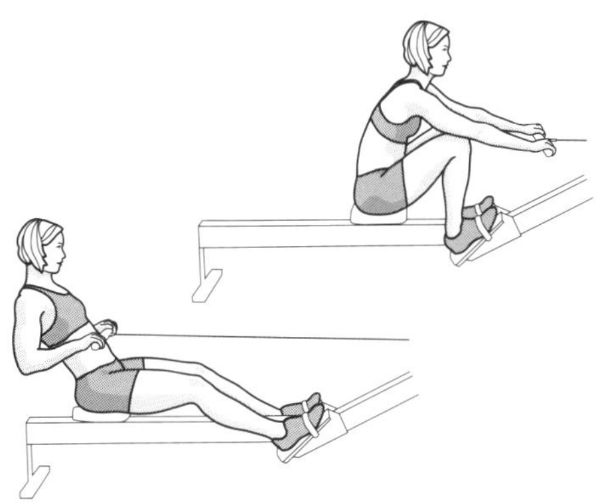

3 Row, 1000 m

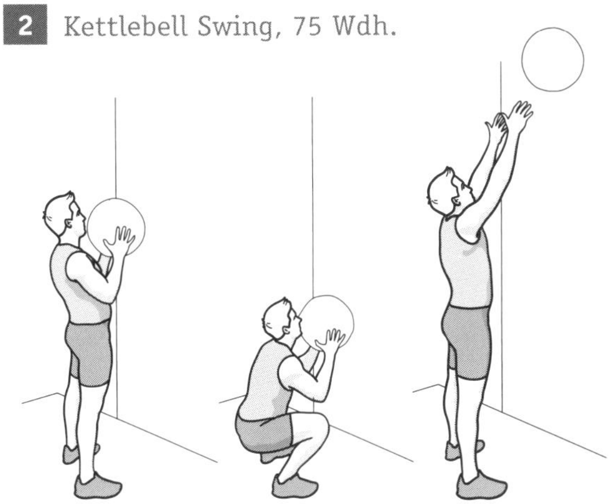

4 Wall Ball, 60 Wdh.

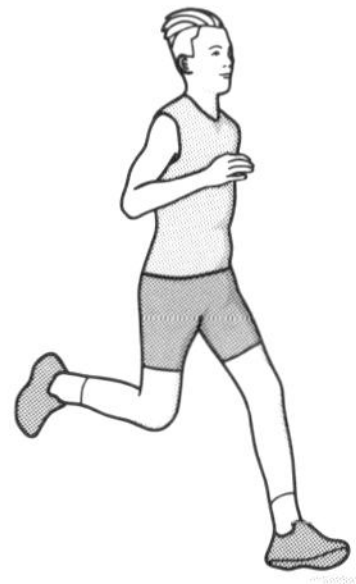

5 Run, 800 m

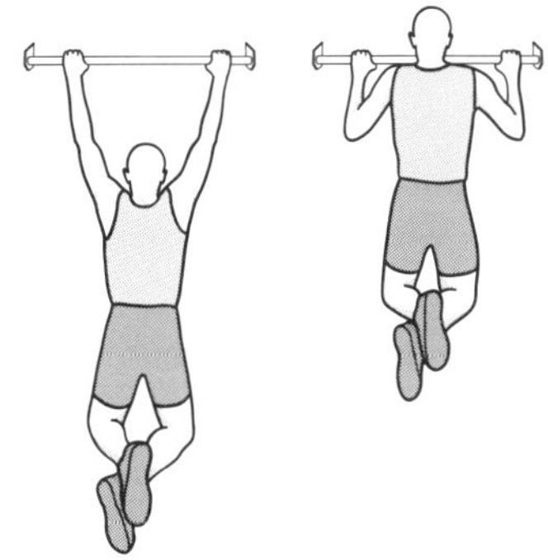

6 Pull-up, 45 Wdh.

24 All Or Nothing

1 **2** 3

Trainingsdauer: ca. 18 Minuten
Benötigte Hilfsmittel: Klimmzugstange, Springseil, Langhantel

	Übungen	Wiederholungen/ Distanz	Technischer Anspruch	Intensität	Seite
1	Run	200 m	1	1	102
2	Pull-up	12 Wdh.	2	2	105
3	Double Under	25 Wdh.	2	1	103
4	Push-up	20 Wdh.	1	1	104
5	Overhead Squat	12 Wdh.	3	2	111

Ausführung

Eine Runde besteht bei diesem WOD aus einem 200-Meter-Sprint, 12 Pull-ups, 25 Double Unders, 20 Push-ups und 12 Overhead Squats. Halte die Pausen zwischen den Übungen kurz und absolviere in möglichst kurzer Zeit 4 Runden.

Schwerpunkt und Modifikationen

Alles oder nichts: Im Fokus stehen Ausdauer, Bein- und Schulterkraft. Einsteiger starten mit 3 Runden und ersetzen Pull-ups durch Ring Rows, Double Unders durch Single Unders.

Übungen 1 bis 5 im Wechsel – minimale Pausen zwischen den Übungen – 4 Runden auf Zeit

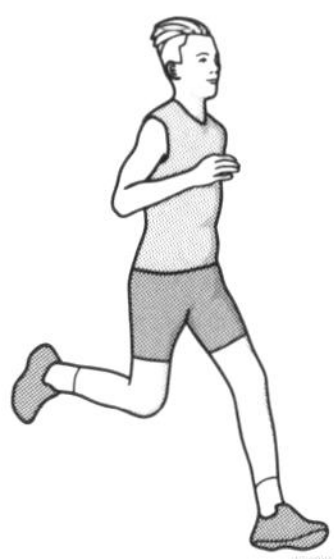

1 Run, 200 m

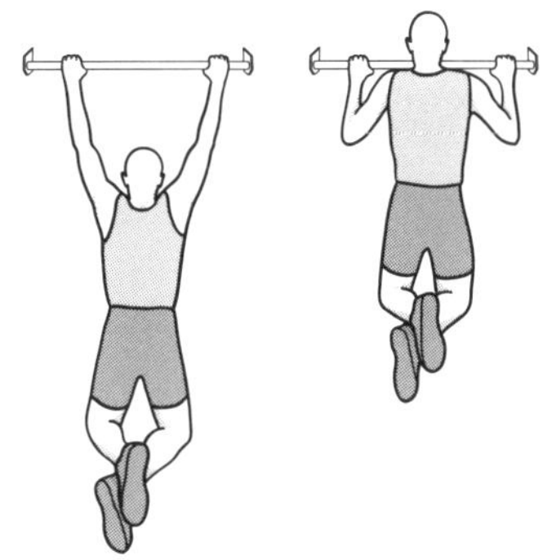

2 Pull-up, 12 Wdh.

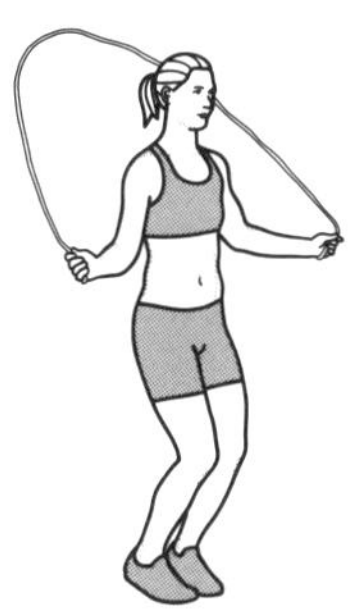

3 Double Under, 25 Wdh.

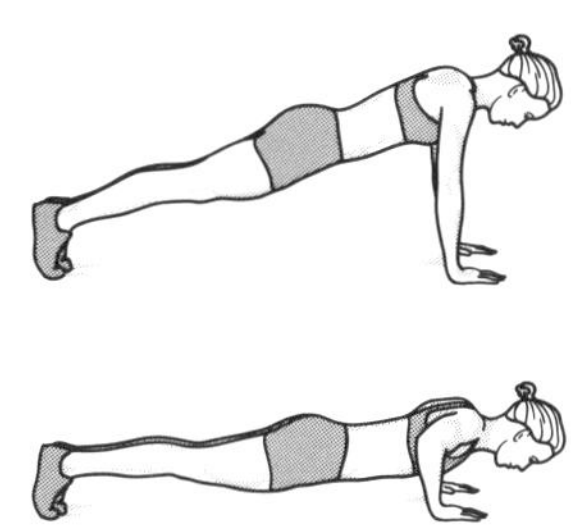

4 Push-up, 20 Wdh.

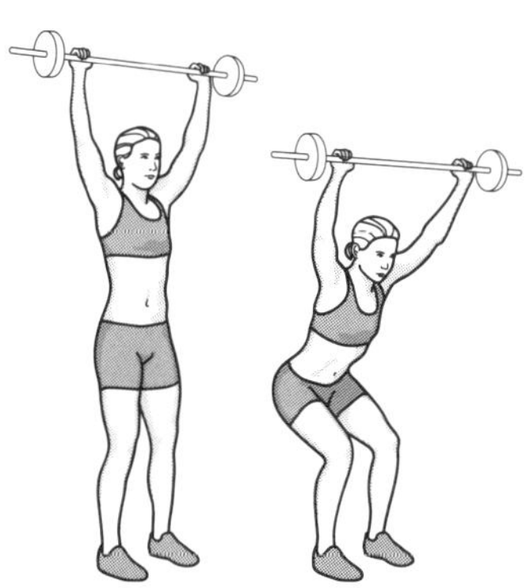

5 Overhead Squat, 12 Wdh.

25 Yay! Burpees!

1 **2** 3

Trainingsdauer: ca. 14 Minuten
Benötigte Hilfsmittel: Klimmzugstange, Ringe

	Übungen	Wiederholungen	Sätze	Technischer Anspruch	Intensität	Seite
1	Burpee	50	1	1	3	107
2	Pull-up	6	6	3	3	105
3	Ring Dip	6	6	2	3	109
4	Squat	100	1	1	1	103

Ausführung

Starte mit 50 Burpees. Absolviere anschließend 6 Runden mit je 6 Pull-ups und 6 Ring Dips. Beende das Workout mit 100 Squats. Arbeite auf Zeit und halte die Pausen möglichst kurz.

Schwerpunkt und Modifikationen

Mit diesem Workout steigerst du deine Ausdauer und trainierst den gesamten Körper. Einsteiger reduzieren das Workout auf 4 Runden und ersetzen Pull-ups durch Ring Rows, Ring Dips durch Push-ups.

Übungen 1 und 4 je 1 Satz, dazwischen 6 Runden Übung 2 und 3 im Wechsel – minimale Pausen zwischen den Übungen – Workout so schnell wie möglich absolvieren

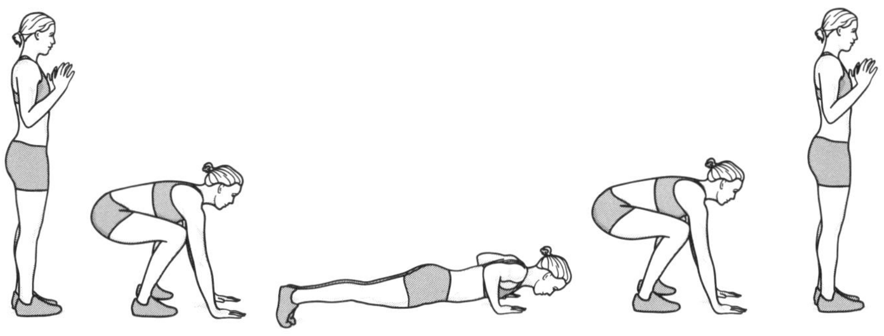

1 Burpee, 50 Wdh.

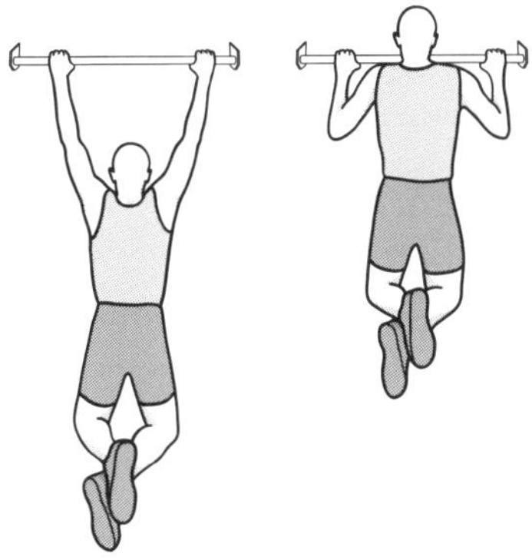

2 Pull-up, 6 Wdh.

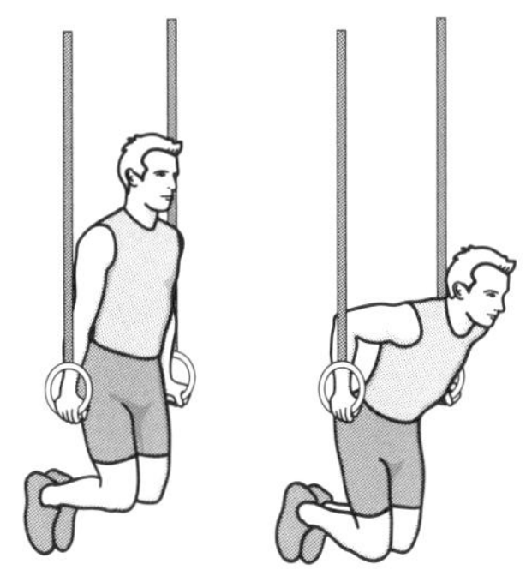

3 Ring Dip, 6 Wdh.

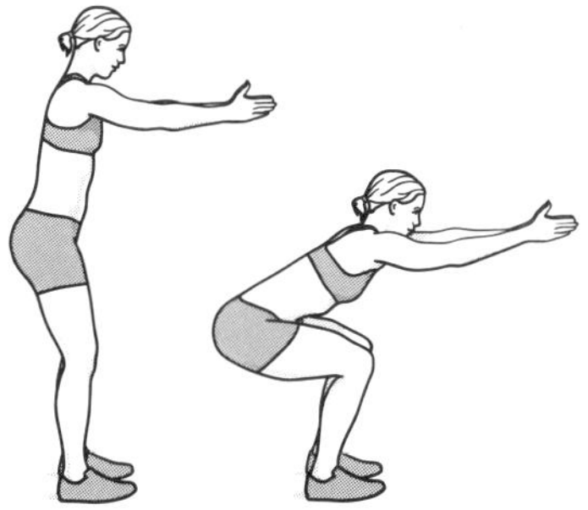

4 Squat, 100 Wdh.

26 Hope

1 **2** 3

Trainingsdauer: ca. 12 Minuten
Benötigte Hilfsmittel: Langhantel, Ringe

	Übungen	Wiederholungen	Technischer Anspruch	Intensität	Seite
1	Back Squat	21	2	2	110
2	Sumo Deadlift High-Pull	15	2	2	113
3	Ring Dip	9	2	3	109

Ausführung

Eine Runde dieses WODs besteht aus 21 Back Squats, 15 Sumo Deadlift High-Pulls und 9 Ring Dips. Absolviere in möglichst kurzer Zeit 3 Runden. Pausiere zwischen den Übungen nur wenige Sekunden.

Schwerpunkt und Modifikationen

Einsteiger beschränken sich bei diesem Workout, das die Bein- und Armkraft sowie die Muskulatur an der Körperrückseite stärkt, auf 2 Runden und ersetzen Ring Dips durch Push-ups.

Übungen 1 bis 3 im Wechsel – minimale Pausen zwischen den Übungen – 3 Runden auf Zeit

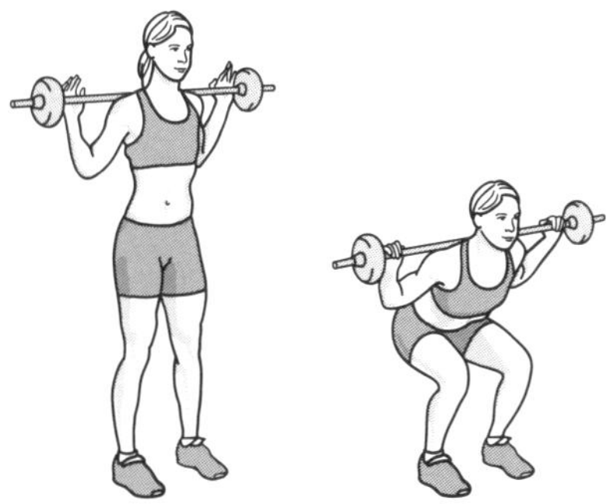

1 Back Squat, 21 Wdh.

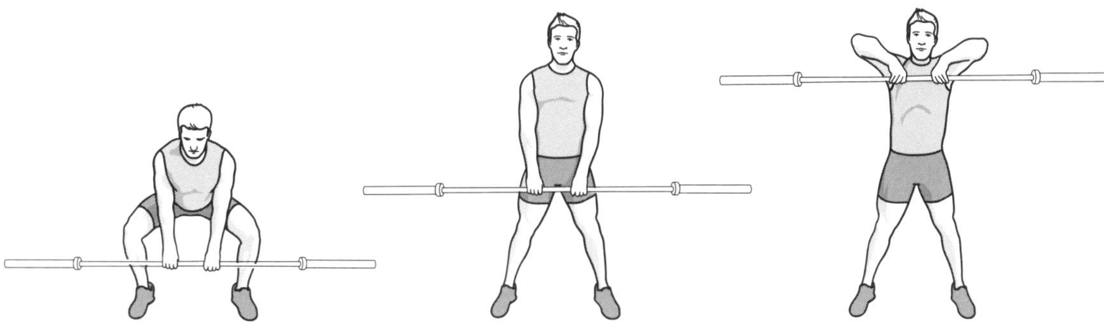

2 Sumo Deadlift High-Pull, 15 Wdh.

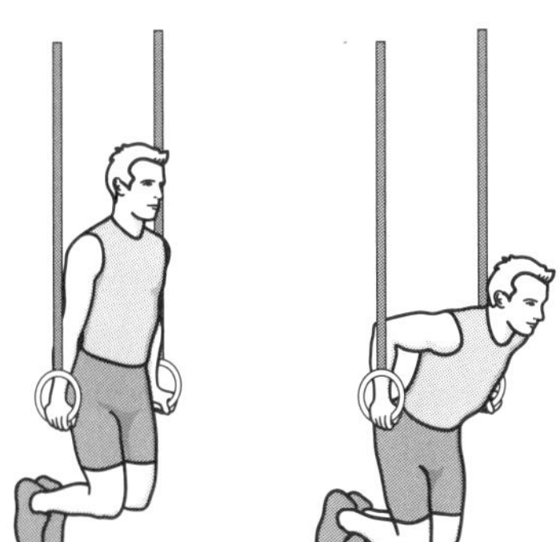

3 Ring Dip, 9 Wdh.

27 Blaster

Trainingsdauer: ca. 12 Minuten
Benötigte Hilfsmittel: Kurzhanteln

	Übungen	Wiederholungen/ Distanz	Technischer Anspruch	Intensität	Seite
1	Farmers Walk	100 m	1	1	116
2	Push-up	25 Wdh.	1	1	104
3	Dumbbell Push Press	10 Wdh.	1	2	116

Ausführung

Eine Runde dieses WODs besteht aus 100 Metern Farmers Walk, 25 Push-ups und 10 Dumbbell Push Presses. Absolviere 4 Runden so schnell wie möglich und mit möglichst kurzen Pausen zwischen den Übungen.

Schwerpunkt und Modifikationen

Der Blaster sorgt für starke Schultern und einen festen Griff. Anfänger starten mit 3 Runden.

**Übungen 1 bis 3 im Wechsel –
minimale Pausen zwischen den Übungen – 4 Runden auf Zeit**

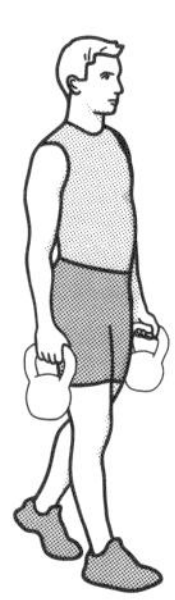

1 Farmers Walk, 100 m

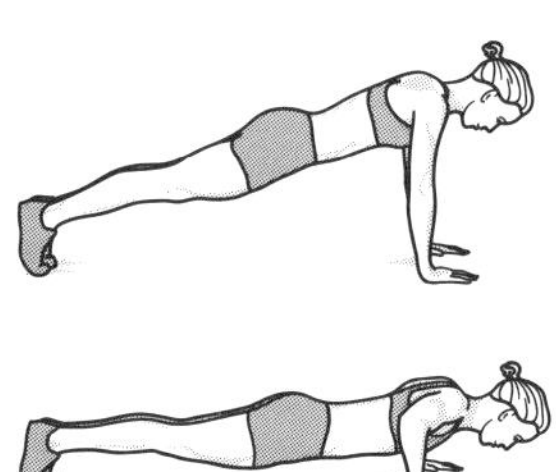

2 Push-up, 25 Wdh.

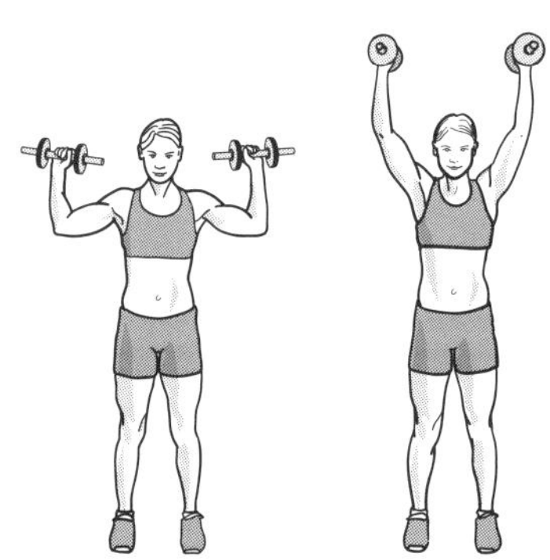

3 Dumbbell Push Press, 10 Wdh.

28 Couple

1 **2** 3

Trainingsdauer: 9 Minuten
Benötigte Hilfsmittel: Langhantel, Klimmzugstange

	Übungen	Wiederholungen	Technischer Anspruch	Intensität	Seite
1	Clean and Press	6	3	3	115
2	Toes-to-Bar	12	2	2	105

Ausführung

Eine Runde dieses WODs besteht aus 6 Clean and Press und 12 Toes-to-Bar. Absolviere in 9 Minuten so viele Runden wie möglich. Mache dabei zwischen den Übungen Pausen von nur wenigen Sekunden.

Schwerpunkt und Modifikationen

Von der Übungskombination profitieren vor allem die rückseitige Muskulatur, Rumpf und Schultern. Auch die Ausdauer kommt nicht zu kurz. Für den Einstieg genügt eine Trainingsdauer von 7 Minuten. Einfacher wird es, wenn Toes-to-Bar durch Knees-to-Chest ersetzt wird.

Übungen 1 und 2 im Wechsel – minimale Pausen zwischen den Übungen – so viele Runden wie möglich absolvieren

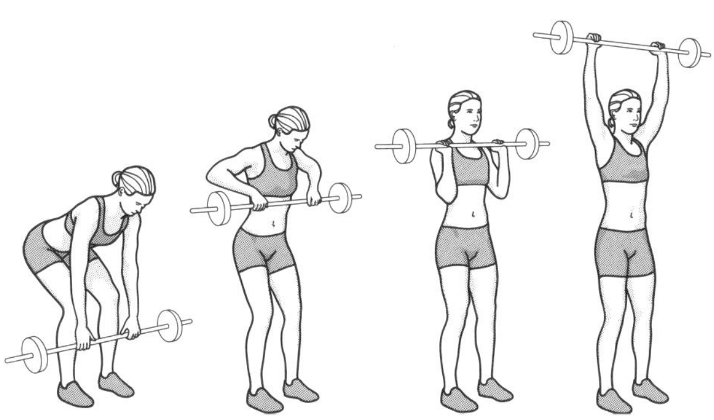

1 Clean and Press, 6 Wdh.

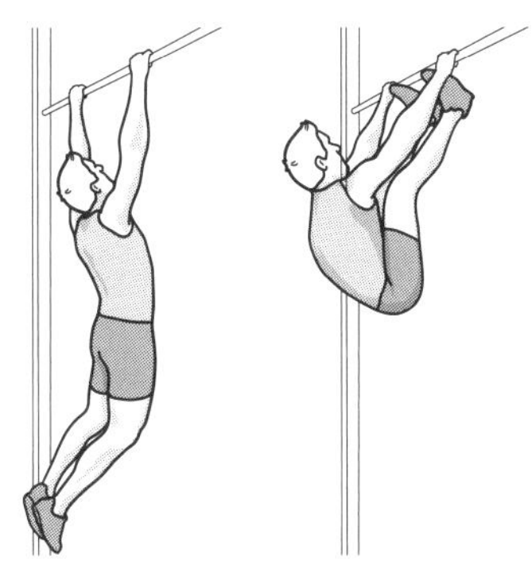

2 Toes-to-Bar, 12 Wdh.

29 Buy In – Cash Out

1 **2** 3

Trainingsdauer: ca. 20 Minuten
Benötigte Hilfsmittel: Springseil, Medizinball, Klimmzugstange, Langhantel

	Übungen	Wiederholungen	Sätze	Technischer Anspruch	Intensität	Seite
1	Double Under	50	1	2	1	103
2	Wall Ball	20	3	2	2	117
3	Pull-up	20	3	3	3	105
4	Deadlift	20	3	2	2	112
5	Toes-to-Bar	20	3	2	2	105
6	Double Under	50	1	2	1	103

Ausführung

Starte mit 50 Double Unders. Absloviere anschließend 3 Runden aus 20 Wall Balls, 20 Pull-ups, 20 Deadlifts und 20 Toes-to-Bar. Beende das Workout mit 50 Double Unders.

Schwerpunkt und Modifikationen

Dieses Workout trainiert den gesamten Körper und zahlt sich insbesondere im Hinblick auf die Ausdauer aus! Anfänger ersetzen Double Unders durch Single Unders, Pull-ups durch Ring Rows und Toes-to-Bar durch Knee-to-Chest. Statt der 20 Wiederholungen genügen für den Anfang 10.

Übungen 1 und 6 je 1 Satz, dazwischen 3 Runden Übungen 2 bis 5 im Wechsel – minimale Pausen zwischen den Übungen – Workout so schnell wie möglich absolvieren

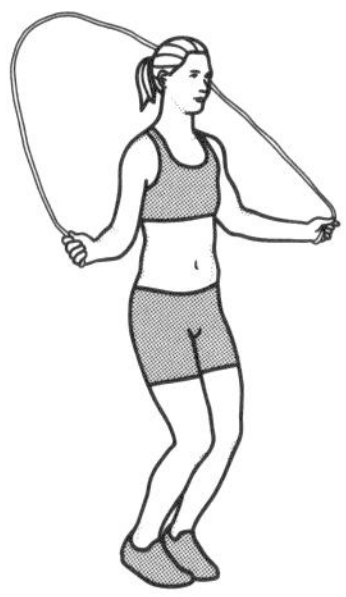

1 Double Under, 50 Wdh.

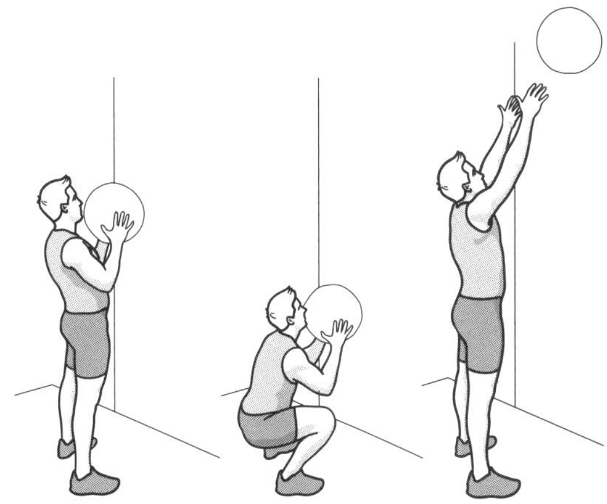

2 Wall Ball, 20 Wdh.

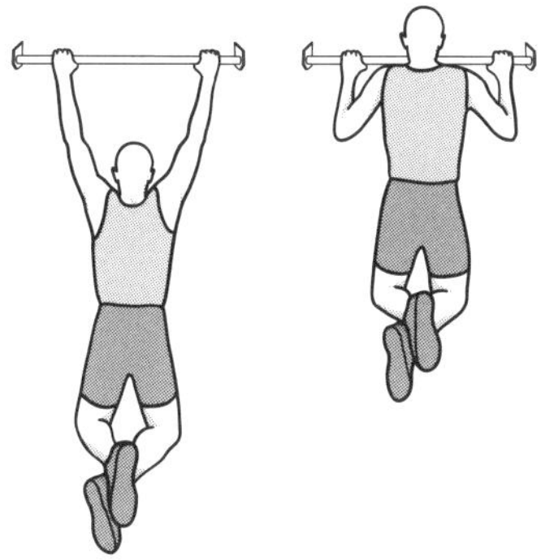

3 Pull-up, 20 Wdh.

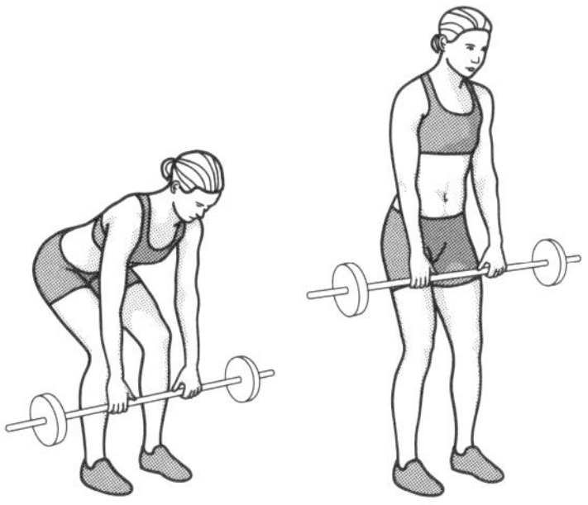

4 Deadlift, 20 Wdh.

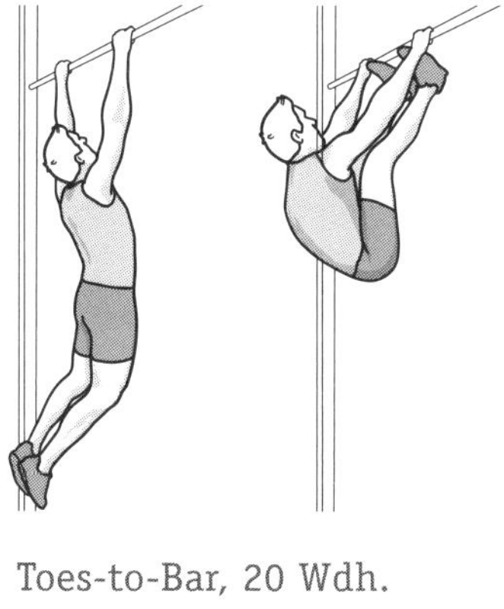

5 Toes-to-Bar, 20 Wdh.

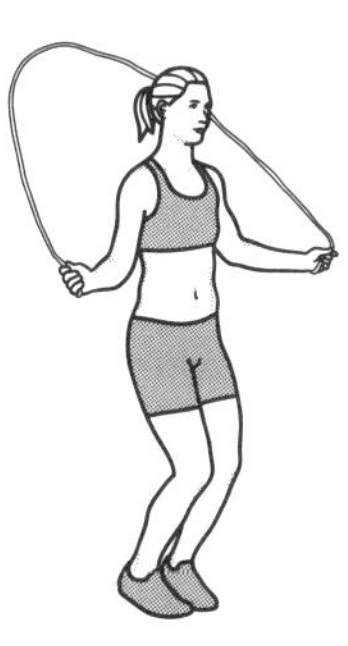

6 Double Under, 50 Wdh.

30 Go – Rest – Go

1 2 3

Trainingsdauer: 13 Minuten
Benötigte Hilfsmittel: Ruderergometer, Langhantel

	Übungen	Belastungszeit in Minuten	Belastungpause in Minuten	Technischer Anspruch	Intensität	Seite
1	Row	4	1	2	2	102
2	Squat Clean	3	1	3	3	114
3	Front Squat	2	1	2	2	110
4	Push Press	1	1	2	2	111

Ausführung

Absolviere in der vorgegebenen Belastungszeit so viele Wiederholungen wie möglich von Row, Squat Clean, Front Squat und Push Press. Pausiere jeweils 1 Minute zwischen den Übungen.

Schwerpunkt und Modifikationen

Wer seine Ausdauer und Beinkraft steigern und sich ganz nebenbei einem allgemeinen Belastungstest unterziehen möchte, liegt mit diesem WOD richtig. Einsteiger machen Hang Power Cleans anstelle der Squat Cleans.

So viele Wiederholungen wie möglich absolvieren – zwischen den Übungen je 1 Minute Pause

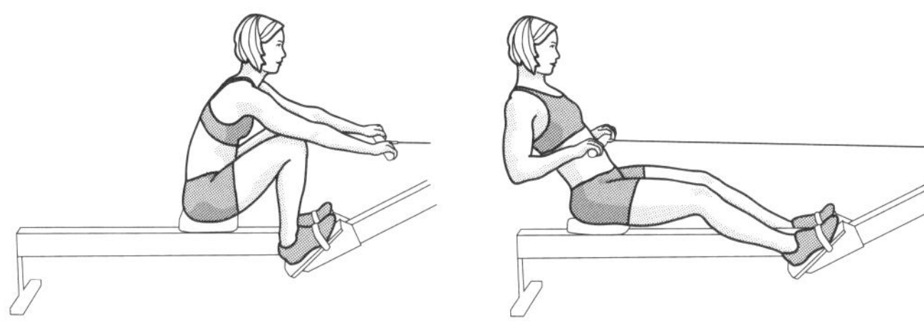

1 Row, 4 Min.

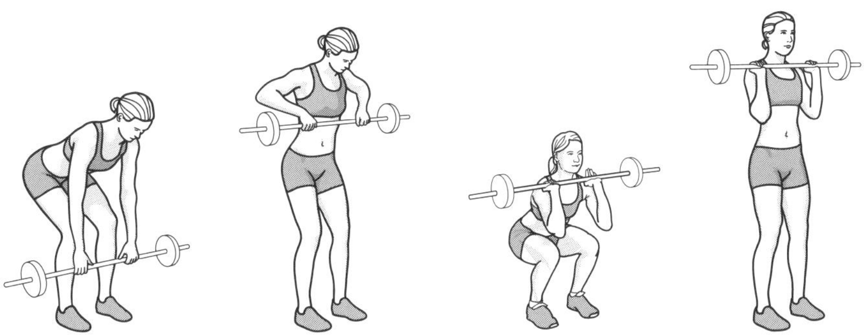

2 Squat Clean, 3 Min.

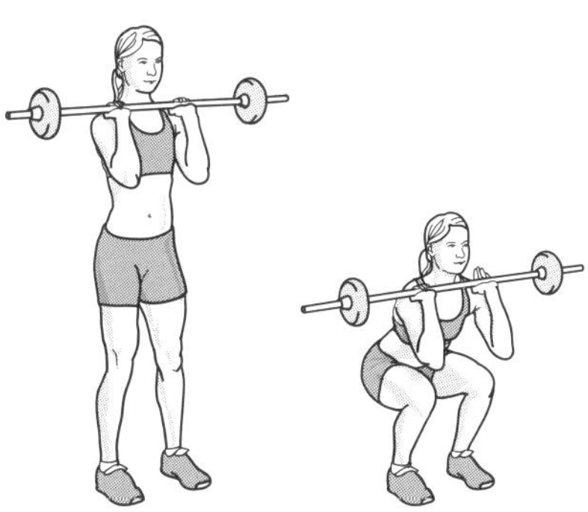

3 Front Squat, 2 Min.

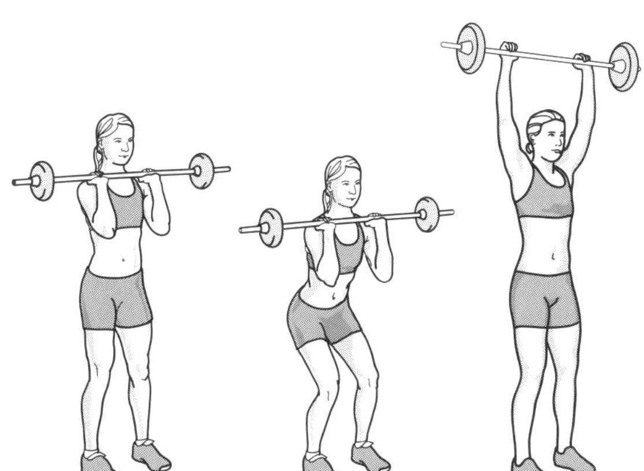

4 Push Press, 1 Min.

31 Meet The Girls

1 2 3

Trainingsdauer: ca. 15 Minuten
Benötigte Hilfsmittel: Langhantel, Klimmzugstange

	Übungen	Wiederholungen	Technischer Anspruch	Intensität	Seite
1	Clean and Press	1	3	3	115
2	Pull-up	5	2	2	105
3	Push-up	10	1	1	104
4	Squat	15	1	1	103

Ausführung

Eine Runde dieses WODs besteht aus 1 Clean and Press, 5 Pull-ups, 10 Push-ups und 15 Squats. Absolviere in möglichst kurzer Zeit 10 Runden.

Schwerpunkt und Modifikationen

Mehr Kraft in Armen und Beinen, mehr Ausdauer – wer will das nicht? Es empfiehlt sich, mit 5 Runden anzufangen und anstelle der Pull-ups zunächst Ring Rows zu absolvieren.

Übungen 1 bis 4 im Wechsel –
minimale Pausen zwischen den Übungen – 10 Runden auf Zeit

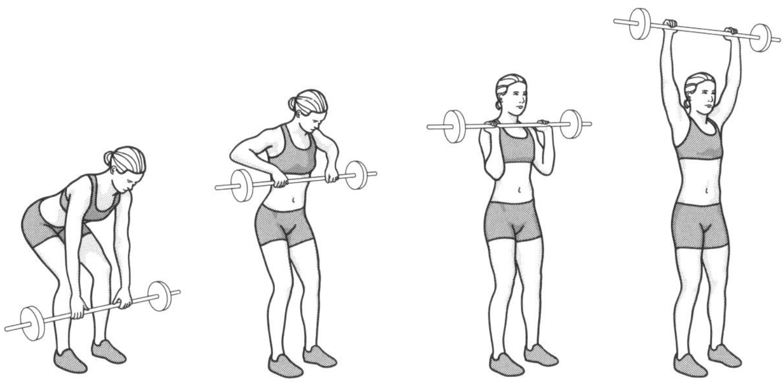

1 Clean and Press, 1 Wdh.

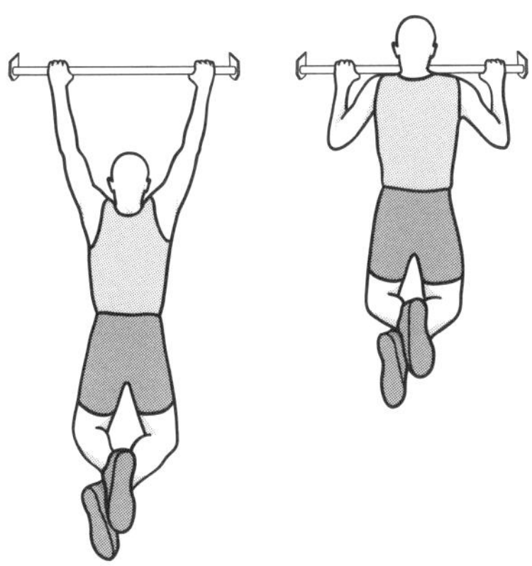

2 Pull-up, 5 Wdh.

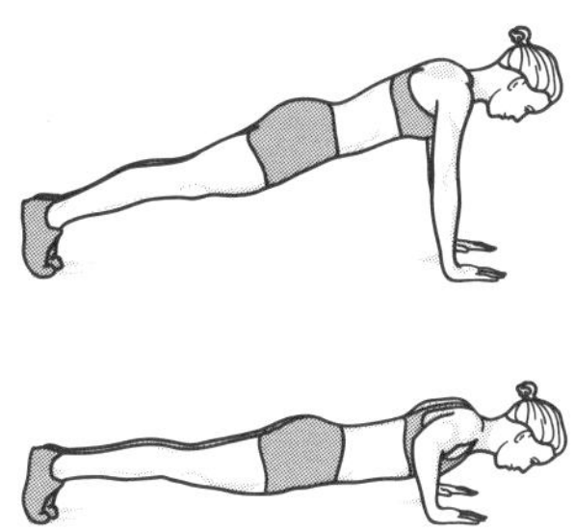

3 Push-up, 10 Wdh.

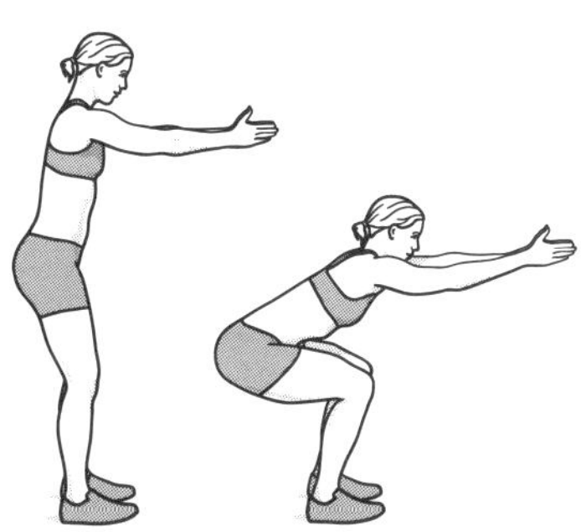

4 Squat, 15 Wdh.

32 Fresh And Clean

Trainingsdauer: ca. 10 Minuten
Benötigte Hilfsmittel: Langhantel, Springseil

	Übungen	Wiederholungen	Sätze	Technischer Anspruch	Intensität	Seite
1	Power Clean	5	1	2	1	114
2	Push-up	10	3	2	2	104
3	Double Under	25	3	3	3	103

Ausführung

Eine Runde dieses WODs setzt sich zusammen aus 5 Power Cleans, 10 Push-ups und 25 Double Unders. Absolviere in möglichst kurzer Zeit 5 Runden.

Schwerpunkt und Modifikationen

In nur 10 Minuten zu mehr Schnellkraft und Ausdauer! Einsteiger reduzieren das Workout auf 4 Runden und ersetzen Power Cleans durch Hang Power Cleans und Double Unders durch Single Unders.

Übungen 1 bis 3 im Wechsel –
minimale Pausen zwischen den Übungen – 5 Runden auf Zeit

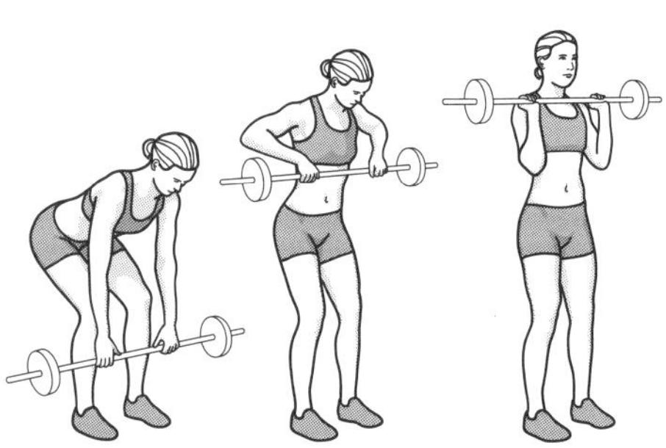

1 Power Clean, 5 Wdh.

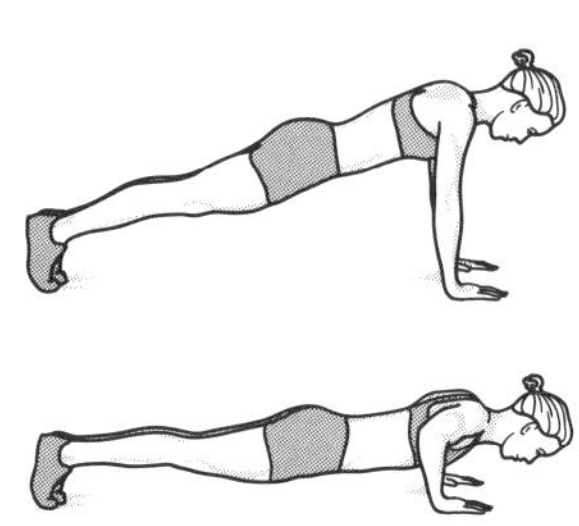

2 Push-up, 10 Wdh.

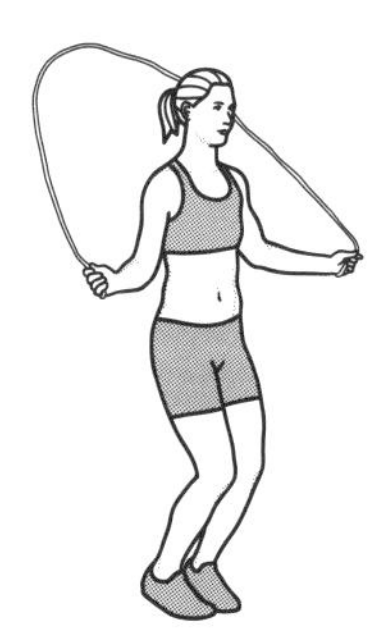

3 Double Under, 25 Wdh.

33 Ring The Bell

1 2 3

Trainingsdauer: ca. 14 Minuten
Benötigte Hilfsmittel: Langhantel

	Übungen	Wiederholungen	Technischer Anspruch	Intensität	Seite
1	Power Snatch	10	3	2	115
2	Clean and Press	10	2	3	115

Ausführung

Eine Runde dieses WODs besteht aus 10 Power Snatches und 10 Clean and Presses. Absolviere in möglichst kurzer Zeit 5 Runden. Pausiere nach jeder Runde 90 Sekunden.

Schwerpunkt und Modifikationen

Zwei Übungen, zwei zentrale Ziele: Steigerung der Schnellkraft und der Ausdauer. Einsteiger beschränken sich auf 4 Runden.

Übungen 1 und 2 im Wechsel –
5 Runden auf Zeit – 90 Sekunden Pause nach jeder Runde

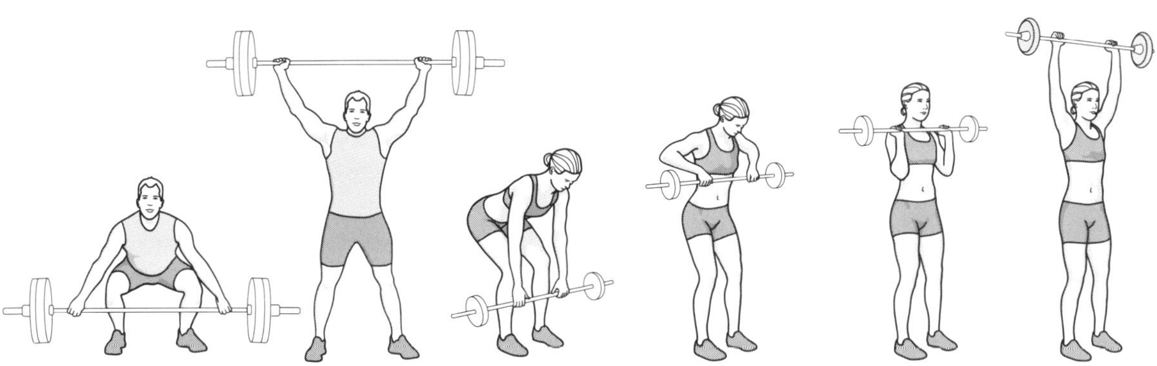

1 Power Snatch, 10 Wdh. 2 Clean and Press, 10 Wdh.

34 Cardi-No

1 2 3

Trainingsdauer: ca. 13 Minuten
Benötigte Hilfsmittel: Klimmzugstange, Langhantel, Ruderergometer

	Übungen	Wiederholungen/ Distanz	Technischer Anspruch	Intensität	Seite
1	Jumping Lunge	30 Wdh.	2	3	108
2	Toes-to-Bar	30 Wdh.	2	2	105
3	Push Press	30 Wdh.	3	2	111
4	Row	1000 m	2	2	102

Ausführung

Absolviere so schnell wie möglich 30 Jumping Lunges, 30 Toes-to-Bar, 30 Push Presses und 1000 Meter auf dem Rudererergometer. Begrenze die Pausen zwischen den Übungen auf ein Minimum.

Schwerpunkt und Modifikationen

Hier kommt das Herz-Kreislauf-System so richtig in Schwung. Neben der Ausdauer verbessert sich auch die Schnellkraft, und nicht zuletzt wird die Rumpfmuskulatur gefordert. Anfänger starten mit 20 Wiederholungen, reduzieren die Ruderstrecke auf 500 Meter und ersetzen Toes-to-Bar durch Knees-to-Chest.

Minimale Pausen zwischen den Übungen – Workout so schnell wie möglich absolvieren

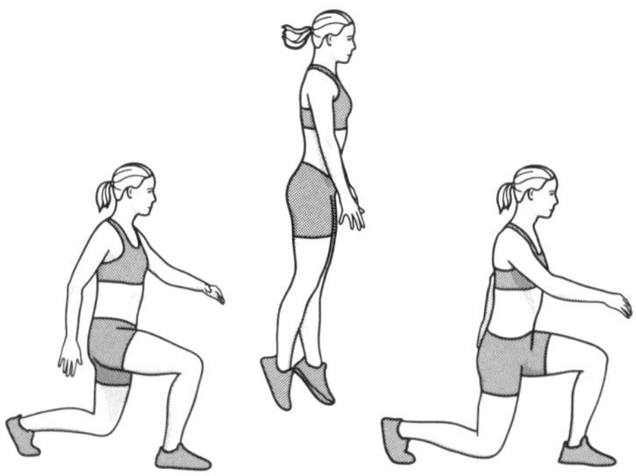

1 Jumping Lunge, 30 Wdh.

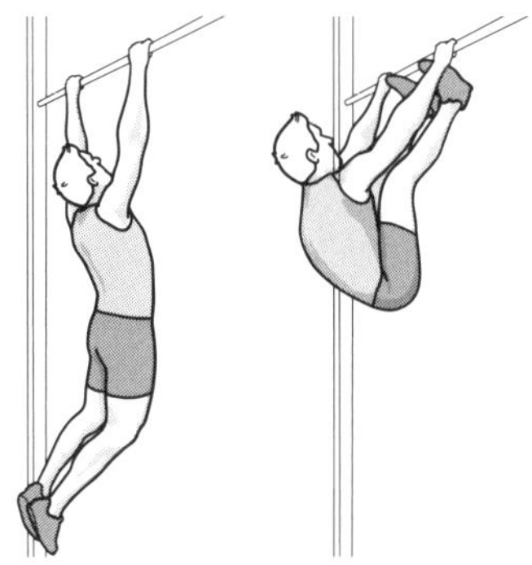

2 Toes-to-Bar, 30 Wdh.

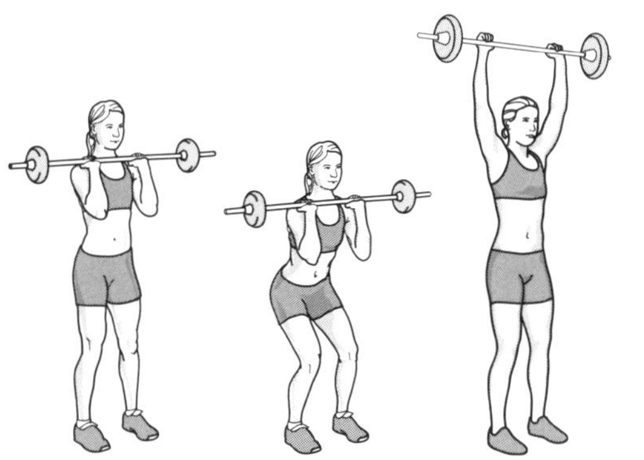

3 Push Press, 30 Wdh.

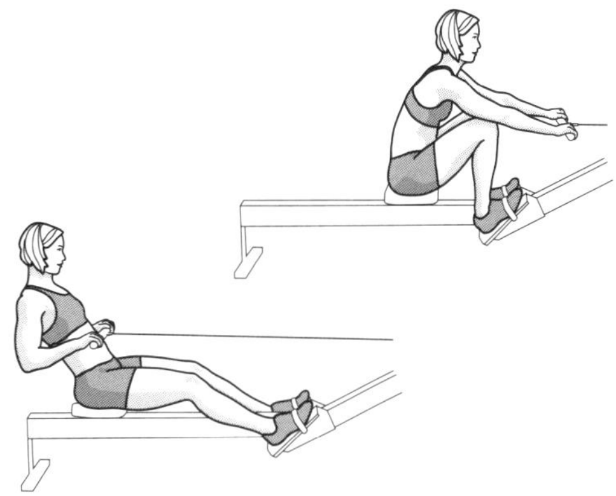

4 Row, 1000 m

35 Thunder

1 **2** 3

Trainingsdauer: 20 Minuten
Benötigte Hilfsmittel: Klimmzugstange, Medizinball, Kettlebell

	Übungen	Wiederholungen	Technischer Anspruch	Intensität	Seite
1	Pull-up	5	3	3	105
2	Wall Ball	10	2	2	117
3	Kettlebell Swing	15	1	1	117

Ausführung

Eine Runde dieses WODs besteht aus 5 Pull-ups, 10 Wall Balls und 15 Kettlebell Swings. Absolviere in 20 Minuten so viele Runden wie möglich. Halte die Pausen zwischen den Übungen kurz.

Schwerpunkt und Modifikationen

Dieses WOD geht in die Arme und Beine und bringt die Ausdauer voran. Einsteiger reduzieren die Trainingsdauer auf 15 Minuten und ersetzen Pull-ups durch Ring Rows.

Übungen 1 bis 3 im Wechsel –
minimale Pausen zwischen den Übungen – so viele Runden wie möglich absolvieren

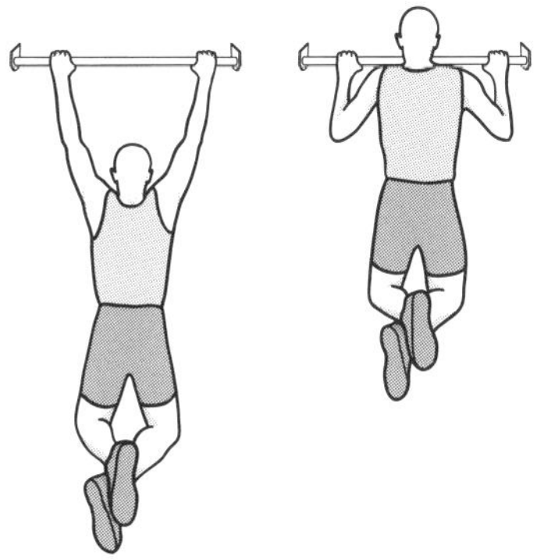

1 Pull-up, 5 Wdh.

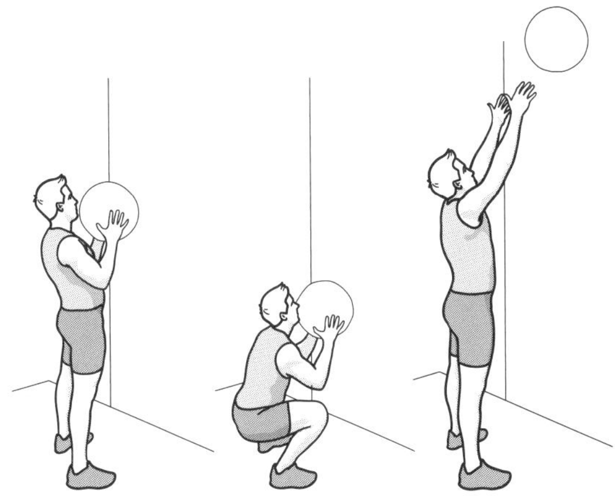

2 Wall Ball, 10 Wdh.

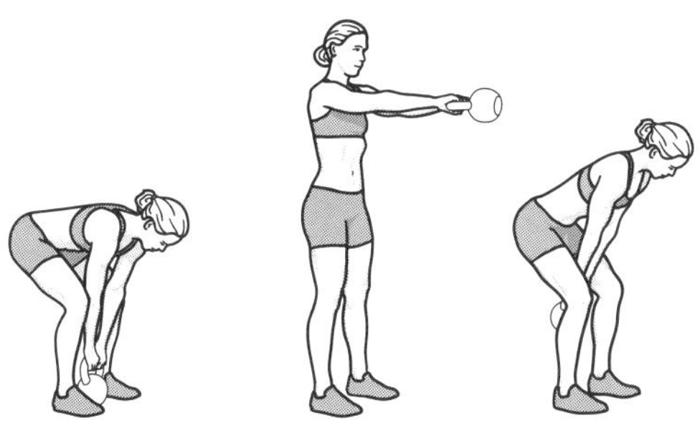

3 Kettlebell Swing, 15 Wdh.

36 666

1 **2** 3

Trainingsdauer: ca. 18 Minuten
Benötigte Hilfsmittel: Langhantel, Ringe, Kettlebell

	Übungen	Wiederholungen	Technischer Anspruch	Intensität	Seite
1	Burpee	6	1	3	107
2	Thruster	6	2	3	112
3	Handstand Push-up	6	3	3	104
4	Ring Row	6	1	1	109
5	Goblet Squat	6	1	2	116
6	Back Extension	6	1	1	109

Ausführung

In einer Runde dieses WODs machst du 6 Burpees, 6 Thrusters, 6 Handstand Push-ups, 6 Ring Rows, 6 Goblet Squats und 6 Back Extensions. Absolviere so schnell wie möglich 6 Runden. Gönne dir dabei nur wenige Sekunden Pause zwischen den Übungen.

Schwerpunkt und Modifikationen

In Sechserschritten zu mehr Arm- und Beinkraft, einer starken rückseitigen Muskulatur und mehr Ausdauer – dazu genügen zum Einstieg 4 Runden. Handstand Push-ups können durch gewöhnliche Push-ups ersetzt werden.

Übungen 1 bis 6 im Wechsel –

minimale Pausen zwischen den Übungen – 6 Runden auf Zeit

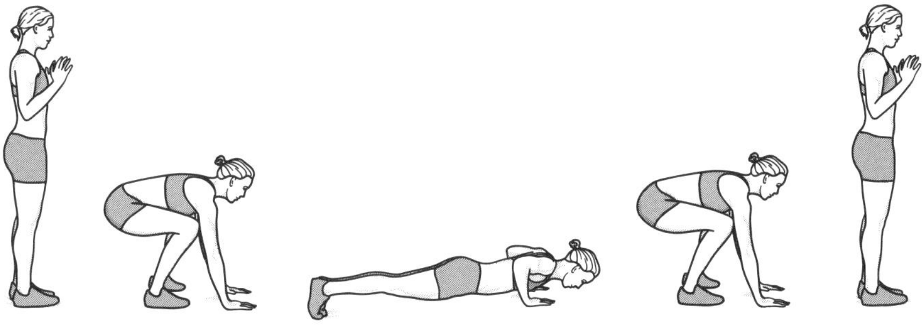

1 Burpee, 6 Wdh.

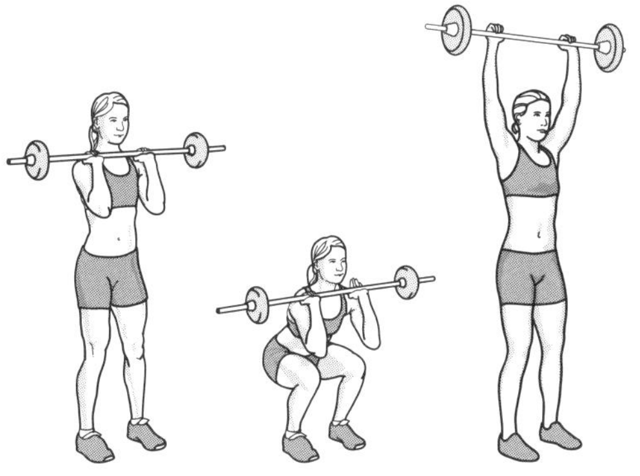

2 Thruster, 6 Wdh.

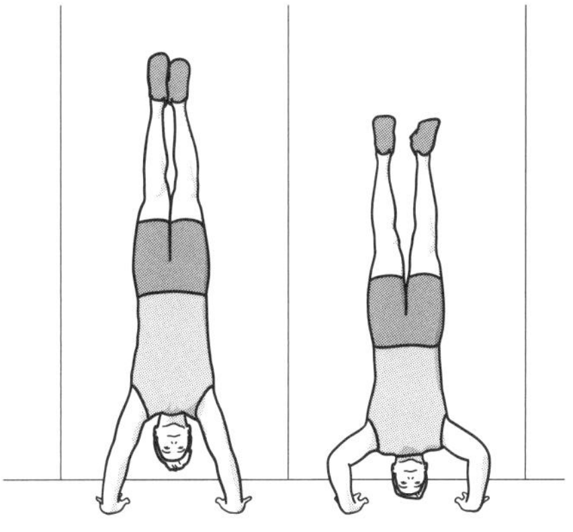

3 Handstand Push-up, 6 Wdh.

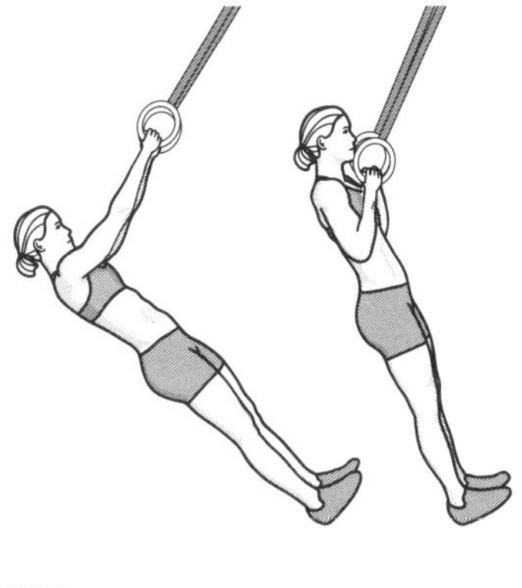

4 Ring Row, 6 Wdh.

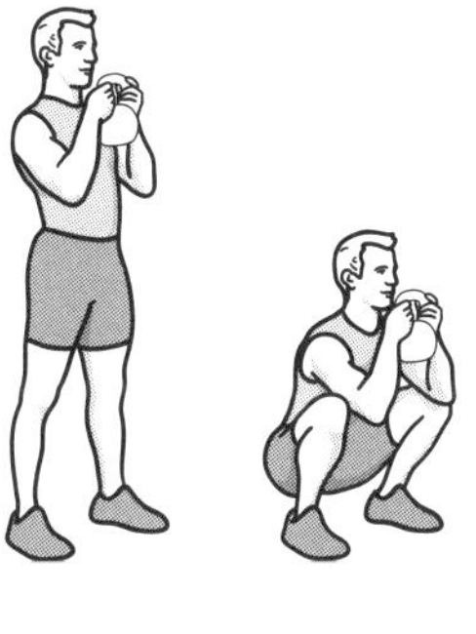

5 Goblet Squat, 6 Wdh.

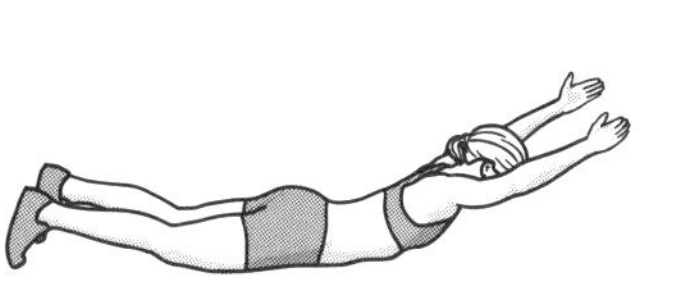

6 Back Extension, 6 Wdh.

37 Call The Cops

1 2 **3**

Trainingsdauer: 12 Minuten
Benötigtes Hilfsmittel: Kettlebell

	Übungen	Wiederholungen	Technischer Anspruch	Intensität	Seite
1	Push-up	12	1	1	104
2	Pistol	12	3	2	103
3	Kettlebell Snatch	12	3	1	117

Ausführung

Eine Runde dieses WODs besteht aus je 12 Push-ups, 12 Pistols (wechselseitig) und 12 Kettlebell Snatches. Absolviere in 12 Minuten so viele Runden wie möglich.

Schwerpunkt und Modifikationen

Dieses Workout bringt mehr Kraft in Armen und Beinen. Einsteiger reduzieren die Trainingsdauer auf 10 Minuten und ersetzen Pistols durch Lunges und Kettlebell Snatches durch Kettlebell Swings.

**Übungen 1 bis 3 im Wechsel –
minimale Pausen zwischen den Übungen – so viele Runden wie möglich absolvieren**

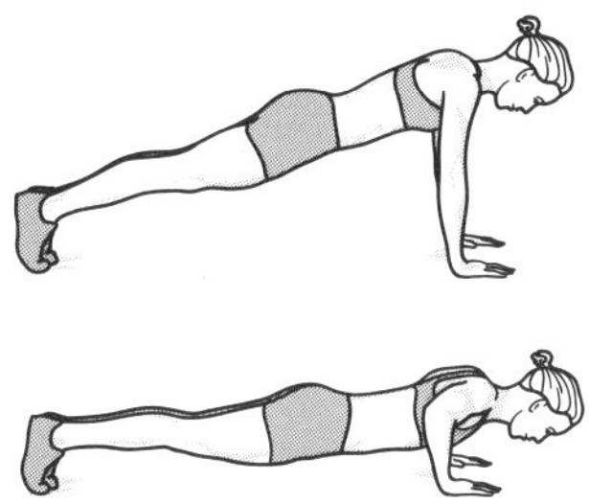

1 Push-up, 12 Wdh.

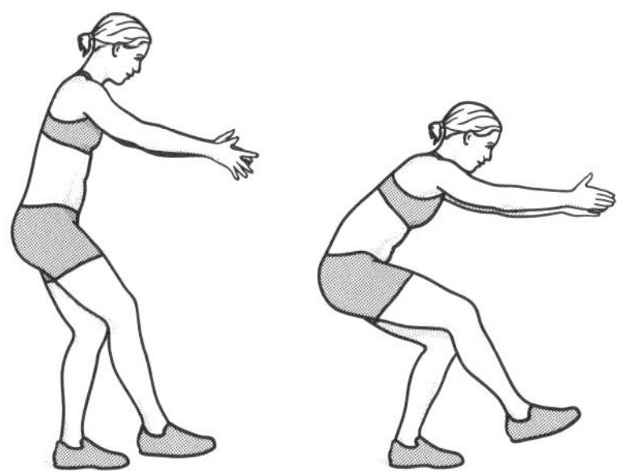

2 Pistol (im Wechsel), 12 Wdh.

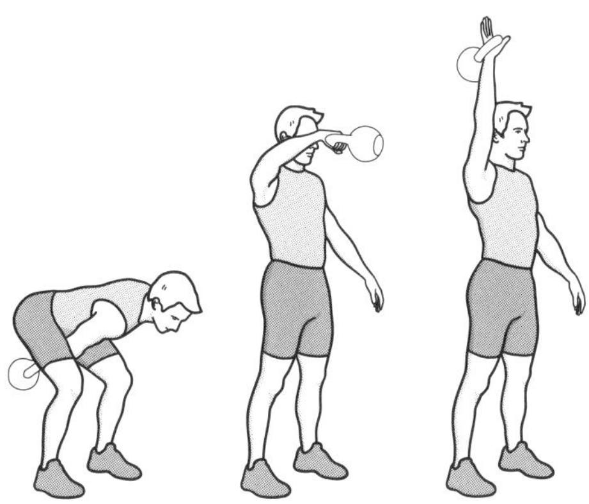

3 Kettlebell Snatch, 12 Wdh.

38 Dynamite

1 2 **3**

Trainingsdauer: ca. 14 Minuten
Benötigte Hilfsmittel: Klimmzugstange, Langhantel

	Übungen	Wiederholungen	Technischer Anspruch	Intensität	Seite
1	Squat	30	1	1	103
2	Muscle-up	4	3	3	106
3	Hang Power Clean	8	2	2	113

Ausführung

Eine Runde dieses WODs besteht aus 30 Squats, 4 Muscle-ups und 8 Hang Power Cleans. Absolviere in möglichst kurzer Zeit 4 Runden. Beschränke die Pausen zwischen den Übungen auf das Minimum.

Schwerpunkt und Modifikationen

Ein Workout wie Dynamit – es stärkt Arme und Beine und verbessert die Schnellkraft. Einsteiger starten mit 3 Runden und ersetzen Muscle-ups durch Pull-ups oder Ring Rows.

Übungen 1 bis 3 im Wechsel – minimale Pausen zwischen den Übungen – 4 Runden auf Zeit

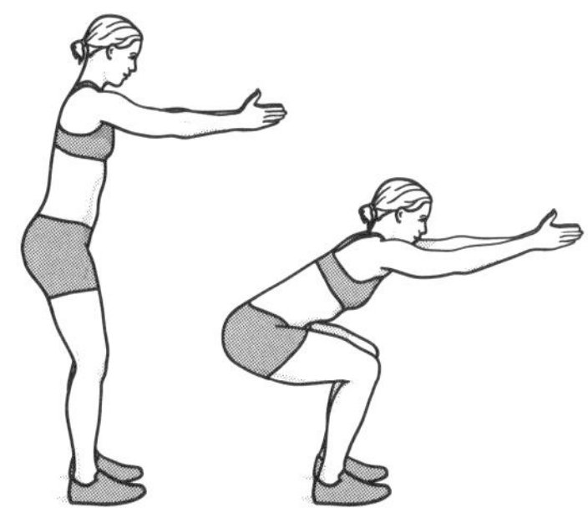

1 Squat, 30 Wdh.

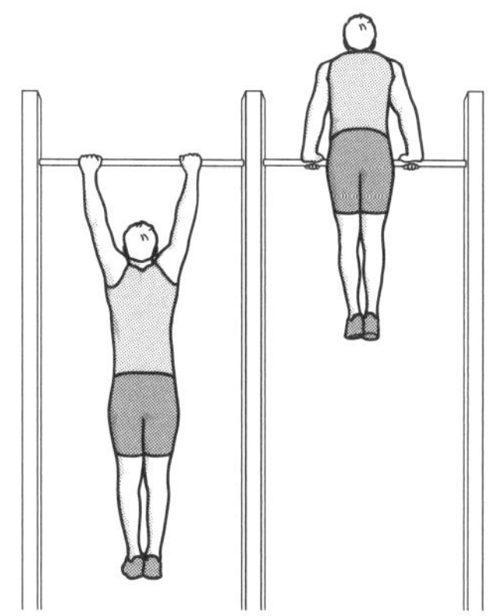

2 Muscle-up, 4 Wdh.

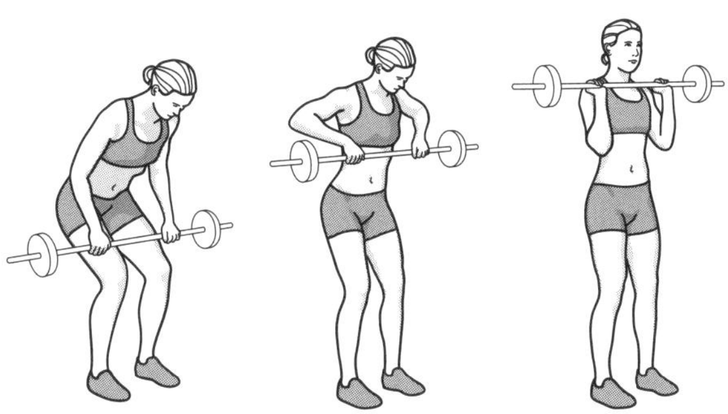

3 Hang Power Clean, 8 Wdh.

39 From Zero to Hero

1 2 **3**

Trainingsdauer: ca. 18 Minuten
Benötigte Hilfsmittel: Kettlebell, Klimmzugstange

	Übungen	Wiederholungen	Technischer Anspruch	Intensität	Seite
1	Burpee	70	1	3	107
2	Sit-up	60	1	1	106
3	Kettlebell Swing	50	1	1	117
4	Pull-up	40	2	2	105
5	Handstand Push-up	30	3	3	104

Ausführung

Absolviere so schnell wie möglich und mit möglichst kurzen Pausen 70 Burpees, 60 Sit-ups, 50 Kettlebell Swings, 40 Pull-ups und 30 Handstand Push-ups.

Schwerpunkt und Modifikationen

Voller Einsatz für den ganzen Körper und die Ausdauer: Einsteiger machen je 10 Wiederholungen weniger und ersetzen Pull-ups durch Ring Rows und Handstand Push-ups durch herkömmliche Push-ups.

Minimale Pausen zwischen den Übungen – Workout so schnell wie möglich absolvieren

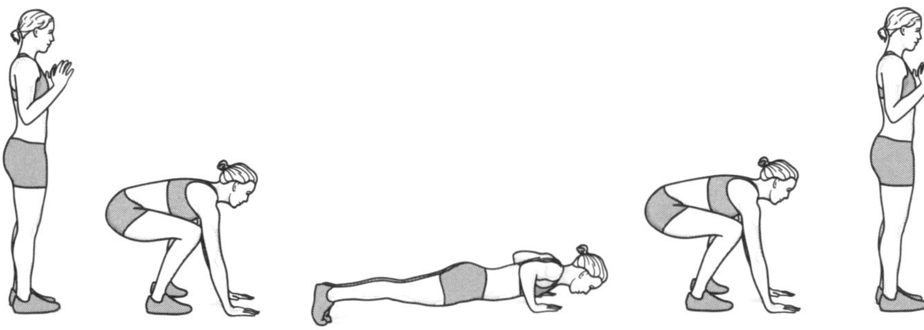

1 Burpee, 70 Wdh.

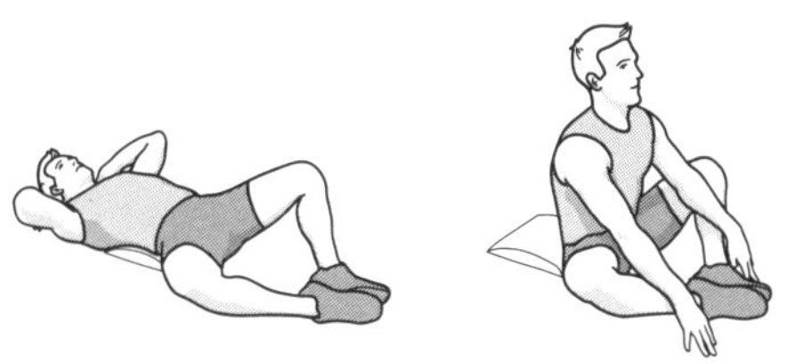

2 Sit-up, 60 Wdh.

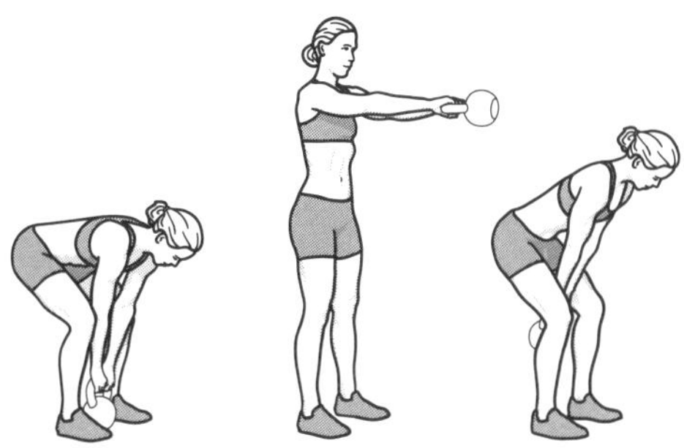

3 Kettlebell Swing, 50 Wdh.

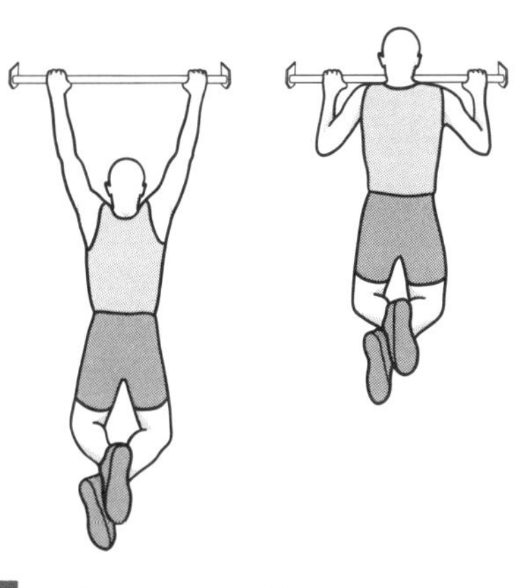

4 Pull-up, 40 Wdh.

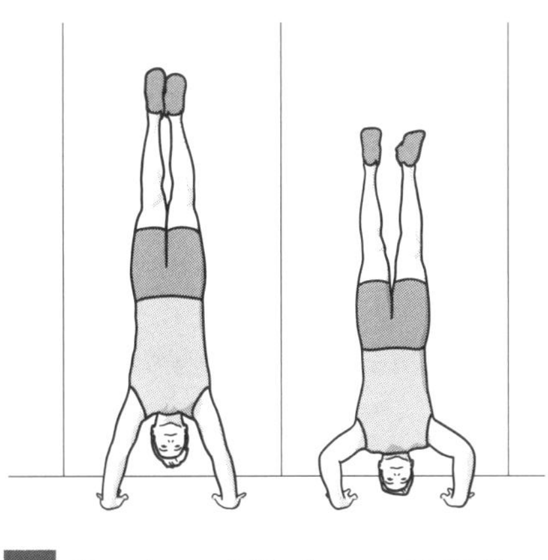

5 Handstand Push-up, 30 Wdh.

40 Muscle Madness

1 2 **3**

Trainingsdauer: ca. 15 Minuten
Benötigtes Hilfsmittel: Langhantel

	Übungen	Wiederholungen	Technischer Anspruch	Intensität	Seite
1	Shoulder Press	10	1	2	111
2	Overhead Squat	15	3	2	111
3	Push Press	20	2	2	111
4	Front Squat	25	2	2	110
5	Power Clean	30	3	2	114
6	Back Squat	35	2	2	110

Ausführung

Absolviere so schnell wie möglich 10 Shoulder Presses, 15 Overhead Squats, 20 Push Presses, 25 Front Squats, 30 Power Cleans und 35 Back Squats. Halte die Pausen zwischen den Übungen möglichst kurz.

Schwerpunkt und Modifikationen

Dieses WOD bringt mehr Kraft in den Schultern, im Rumpf und in den Beinen. Für den Einstieg empfiehlt es sich, ein sehr leichtes Gewicht zu verwenden und die Wiederholungen um jeweils 5 zu reduzieren.

Minimale Pausen zwischen den Übungen – Workout so schnell wie möglich absolvieren

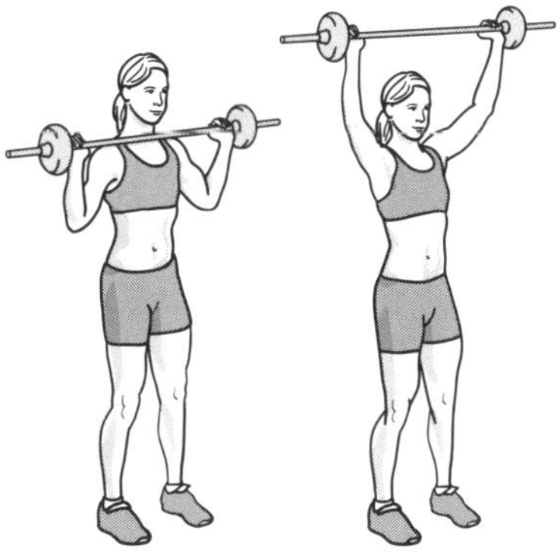

1 Shoulder Press, 10 Wdh.

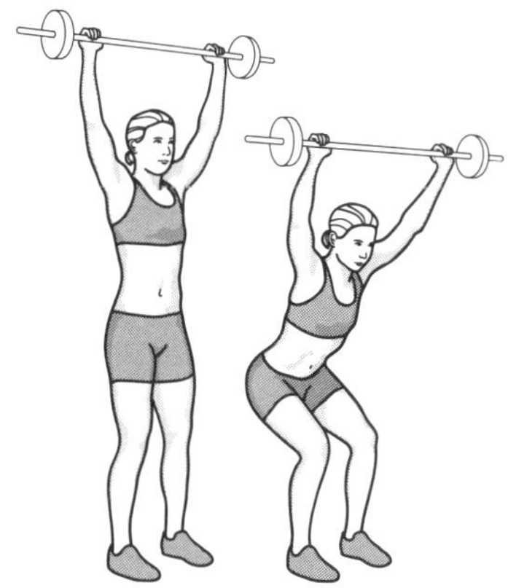

2 Overhead Squat, 15 Wdh.

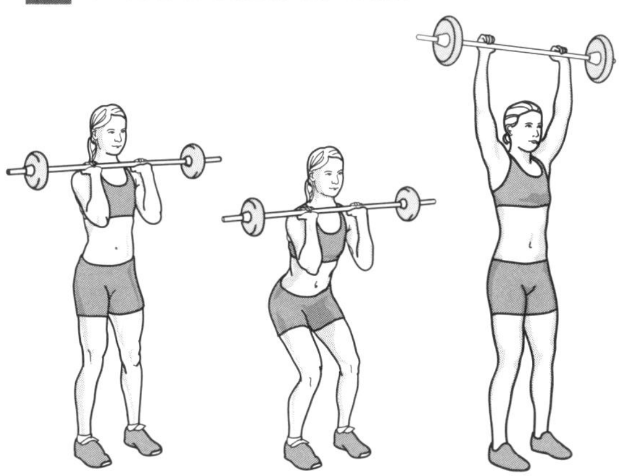

3 Push Press, 20 Wdh.

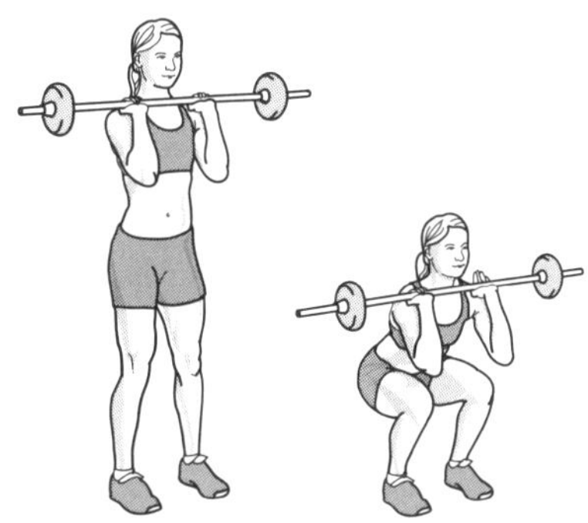

4 Front Squat, 25 Wdh.

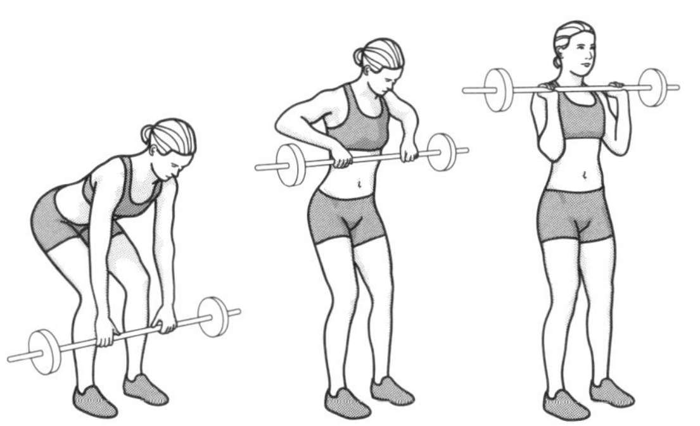

5 Power Clean, 30 Wdh.

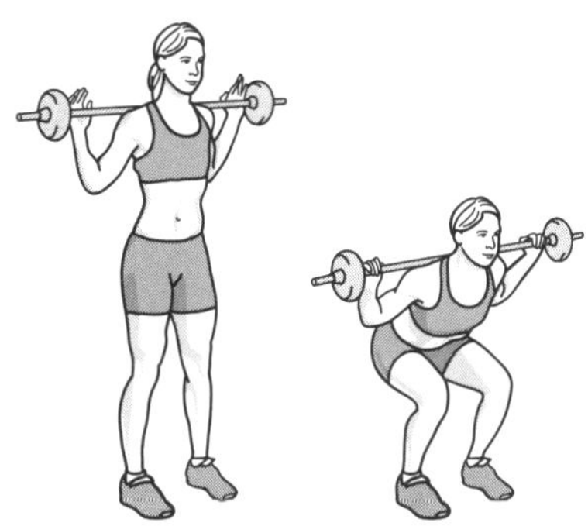

6 Back Squat, 35 Wdh.

41 Hulk

Trainingsdauer: ca. 20 Minuten
Benötigte Hilfsmittel: Langhantel, Bank, Klimmzugstange

	Übungen	Wiederholungen	Technischer Anspruch	Intensität	Seite
1	Back Squat	12	2	2	110
2	Bench Press	12	2	2	112
3	Muscle-up	3	3	3	106

Ausführung

Für 1 Runde dieses WODs machst du 12 Back Squats, 12 Bench Presses und 3 Muscle-ups. Absolviere in möglichst kurzer Zeit 5 Runden. Beschränke die Pausen zwischen den Übungen auf das Minimum. Pausiere nach jeder Runde 2 Minuten.

Schwerpunkt und Modifikationen

Der Name ist Programm: »Hulk« lässt die Muskeln in Brust, Armen und Beinen wachsen. Einsteiger starten mit 4 Runden und ersetzen Muscle-ups durch Pull-ups oder Ring Rows.

Minimale Pausen zwischen den Übungen –
5 Runden auf Zeit – nach jeder Runde 2 Minuten Pause

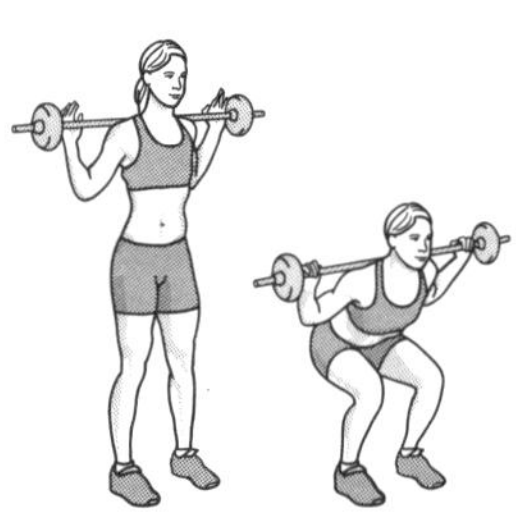

1 Back Squat, 12 Wdh.

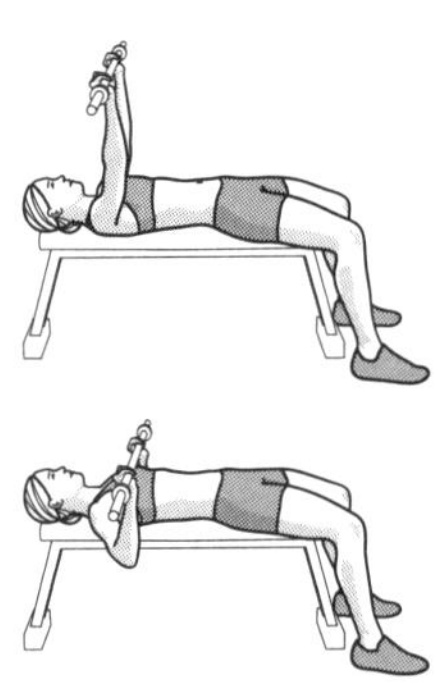

2 Bench Press, 12 Wdh.

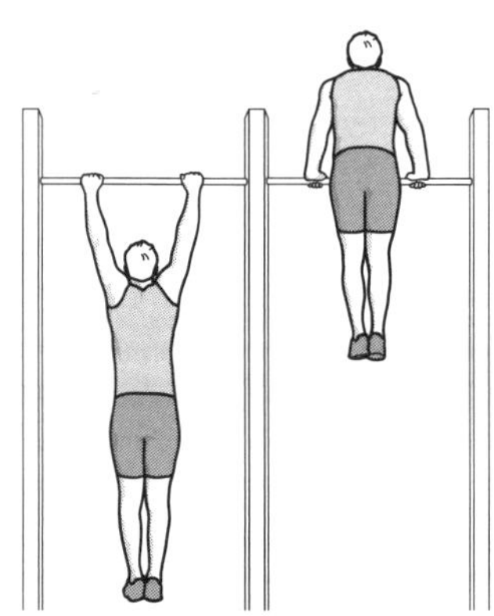

3 Muscle-up, 3 Wdh.

42 Hold Your Breath

1 2 **3**

Trainingsdauer: ca. 15 Minuten
Benötigte Hilfsmittel: Langhantel, Ringe, Klimmzugstange

	Übungen	Wiederholungen	Technischer Anspruch	Intensität	Seite
1	Front Squat	10-9-8-7-6-5-4-3-2-1	2	2	110
2	Ring Dip	10-9-8-7-6-5-4-3-2-1	2	3	109
3	Toes-to-Bar	10-9-8-7-6-5-4-3-2-1	2	2	105

Ausführung

Absolviere je 10 Sätze Front Squats, Ring Dips und Toes-to-Bar. Bei jeder Runde sinkt die Wiederholungszahl. Das heißt, du beginnst mit je 10 Front Squats, Ring Dips und Toes-to-Bar, absolvierst dann 9, danach 8 usw., bis du bei 1 Wiederholung pro Übung angekommen bist. Reduziere die Pausen zwischen den Übungen auf ein Minimum.

Schwerpunkt und Modifikationen

Bei diesem WOD liegt der Fokus auf der Verbesserung der Bein-, Rumpf- und Schulterkraft. Anfänger verzichten auf die ersten beiden Runden mit 10 und 9 Wiederholungen und ersetzen Ring Dips durch Push-ups und Toes-to-Bar durch Knees-to-Chest.

Übungen 1 bis 3 im Wechsel mit abnehmender Wiederholungszahl – minimale Pausen zwischen den Übungen – Workout so schnell wie möglich absolvieren

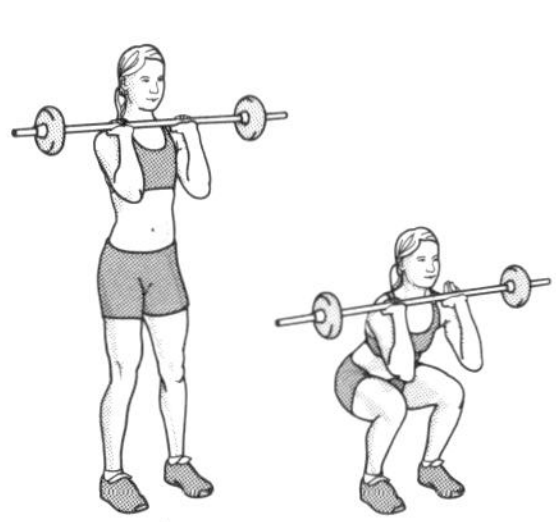

1 Front Squat, 10-9-8... Wdh.

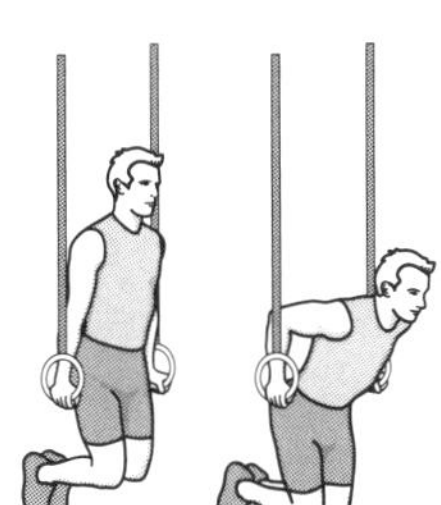

2 Ring Dip, 10-9-8... Wdh.

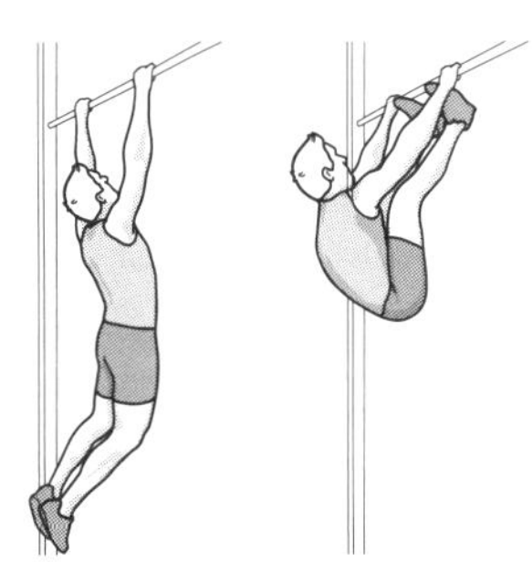

3 Toes-To-Bar, 10-9-8... Wdh.

43 Sweet 16

1 2 3

Trainingsdauer: 16 Minuten
Benötigtes Hilfsmittel: Langhantel

	Übungen	Wiederholungen	Technischer Anspruch	Intensität	Seite
1	Shoulder Press	8	1	2	111
2	Pistol	8	3	2	103
3	Power Snatch	8	3	2	115
4	Burpee	18	1	3	107

Ausführung

Für 1 Runde dieses WODs machst du 8 Shoulder Presses, 8 Pistols (wechselseitig), 8 Power Snatches und 18 Burpees. Absolviere in 16 Minuten so viele Runden wie möglich. Pausiere zwischen den Übungen nur wenige Sekunden.

Schwerpunkt und Modifikationen

Dieses WOD ist der Steigerung der Ausdauer und der Kraft in Schultern und Beinen gewidmet. Einsteiger können die Trainingsdauer auf 12 Minuten reduzierten und Pistols durch Lunges ersetzen.

Übungen 1 bis 4 im Wechsel –
minimale Pausen zwischen den Übungen – so viele Runden wie möglich absolvieren

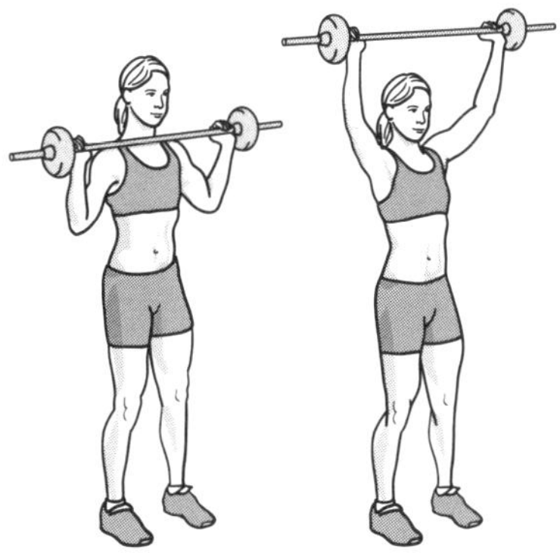

1 Shoulder Press, 8 Wdh.

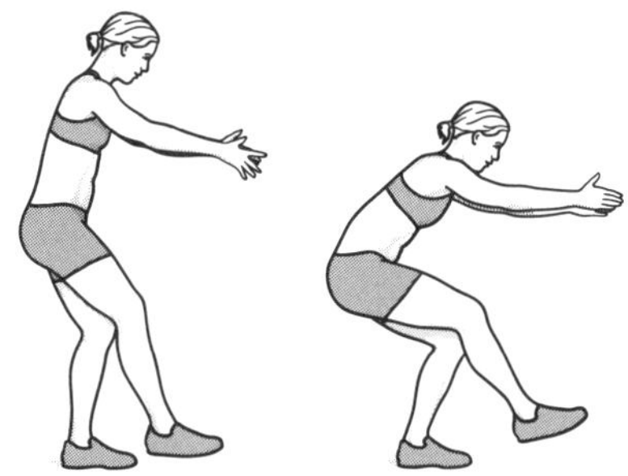

2 Pistol, 8 Wdh.

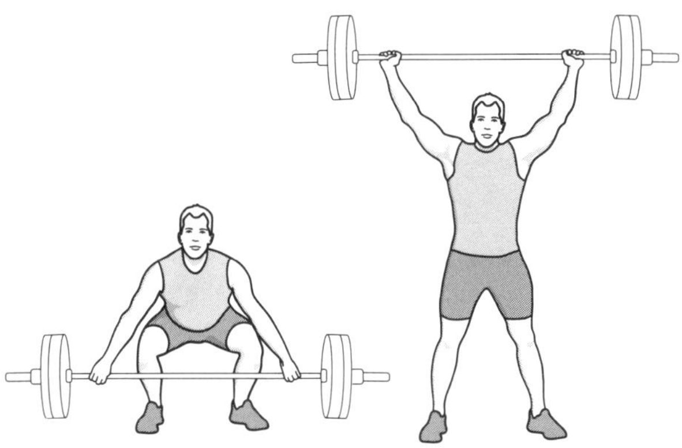

3 Power Snatch, 8 Wdh.

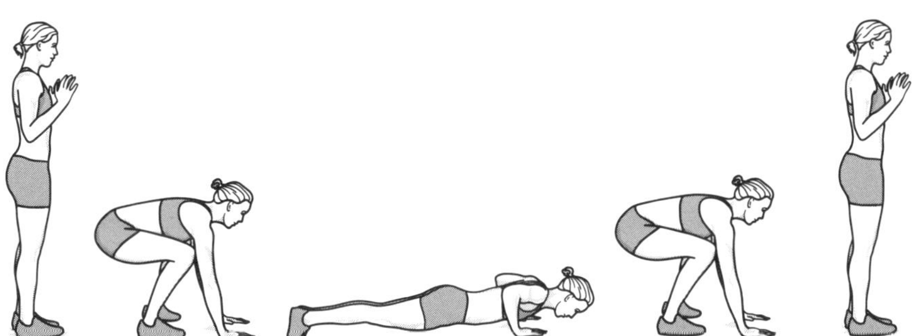

4 Burpee, 18 Wdh.

44 Paycheck

①②❸

Trainingsdauer: ca. 16 Minuten
Benötigte Hilfsmittel: Rudererergometer, Langhantel

	Übungen	Wiederholungen/ Distanz	Technischer Anspruch	Intensität	Seite
1	Handstand Push-up	20 Wdh.	3	3	104
2	Row	500 m (Männer)/ 400 m (Frauen)	2	2	102
3	Front Squat	30 Wdh.	2	2	110

Ausführung

Bei diesem WOD machst du pro Runde 20 Handstand Push-ups, Männer rudern dann 400 Meter (= 25 Kalorien), Frauen 400 Meter (= 20 Kalorien), und anschließend führst du 30 Front Squats aus. Absolviere in möglichst kurzer Zeit 3 Runden. Halte die Pausen zwischen den Übungen kurz.

Schwerpunkt und Modifikationen

Dieses WOD kräftigt Schultern und Beine und steigert die Ausdauer. Einsteiger beschränken sich auf 2 Runden und ersetzen Handstand Push-ups durch herkömmliche Push-ups.

Minimale Pausen zwischen den Übungen – 3 Runden auf Zeit

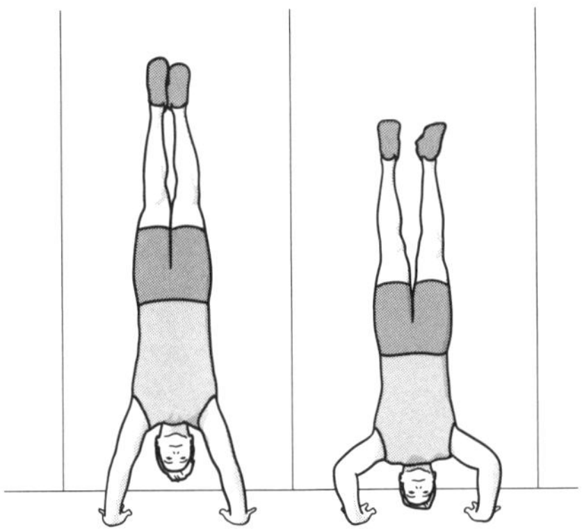

1 Handstand Push-up, 20 Wdh.

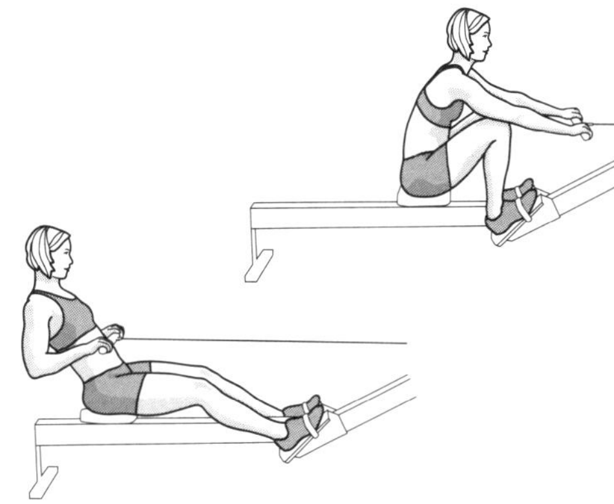

2 Row, 500 m (Männer)/400 m (Frauen)

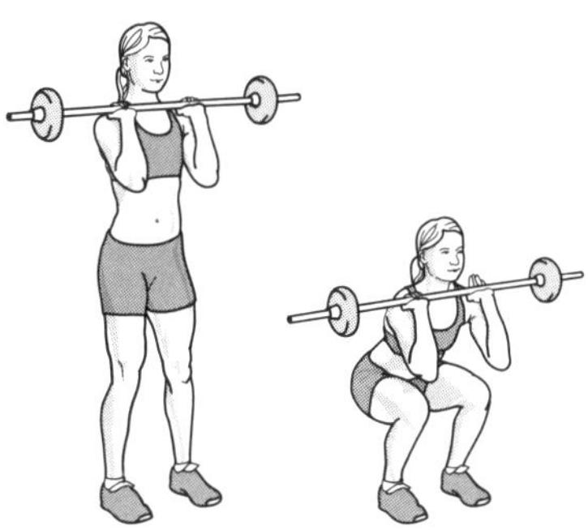

3 Front Squat, 30 Wdh.

45 Runner's High

1 2 3

Trainingsdauer: ca. 16 Minuten
Benötigtes Hilfsmittel: Langhantel

	Übungen	Wiederholungen/ Distanz	Technischer Anspruch	Intensität	Seite
1	Thruster	15-20-30 Wdh.	2	3	112
2	Run	200-400-800 m	1	1	102

Ausführung

Absolviere in möglichst kurzer Zeit 3 Runden Thrusters im Wechsel mit 3 Sprints. Dabei steigerst du in jeder Runde die Belastung: Du startest mit 15 Thrusters und einer Laufdistanz von 200 Metern und steigerst dich über 20 Thrusters und 400 Meter auf 30 Thrusters und 800 Meter. Mache zwischen den Übungen nur kurze Pausen.

Schwerpunkt und Modifikationen

Die Belastungssteigerung bringt mehr Ausdauer, daneben werden Schultern und Beine gekräftigt. Anfänger lassen die Abschlussrunde mit den 30 Thrusters und dem 800-Meter-Sprint weg.

Übungen 1 und 2 im Wechsel mit steigender Belastung – minimale Pausen zwischen den Übungen – 3 Runden auf Zeit

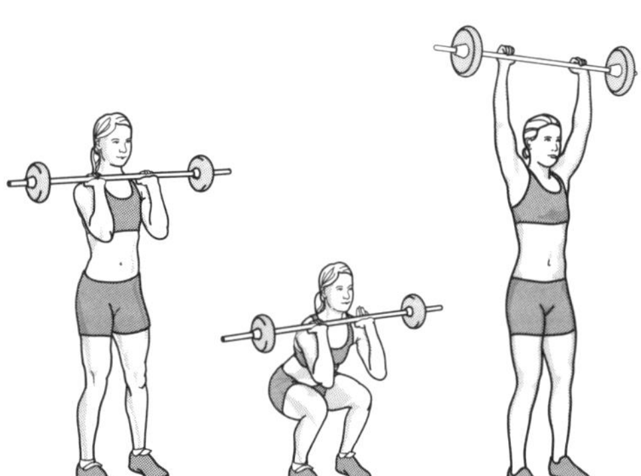

1 Thruster, 15-20-30 Wdh.

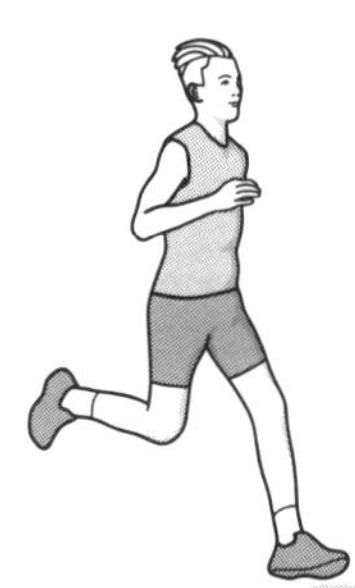

2 Run, 200-400-800 m

46 The End

1 2 3

Trainingsdauer: 20 Minuten
Benötigte Hilfsmittel: Langhantel, Klimmzugstange

	Übungen	Wiederholungen	Technischer Anspruch	Intensität	Seite
1	Thruster	7	2	3	112
2	Pull-up	11	3	3	105

Ausführung

Eine Runde dieses WODs besteht aus 7 Thrusters und 11 Pull-ups. Absolviere in 20 Minuten so viele Runden wie möglich.

Schwerpunkt und Modifikationen

Hier dreht sich alles um die Bein-, Arm- und Schulterkraft. Einsteiger starten mit einer Trainingsdauer von 12 Minuten und ersetzen Pull-ups durch Ring Rows.

Übungen 1 und 2 im Wechsel –
minimale Pausen zwischen den Übungen – so viele Runden wie möglich absolvieren

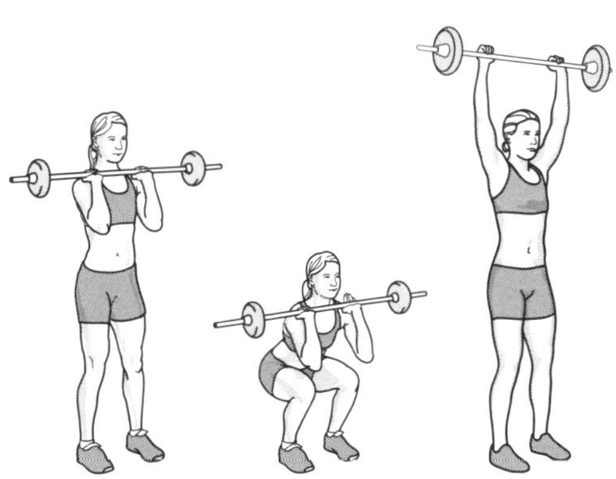

1 Thruster, 7 Wdh.

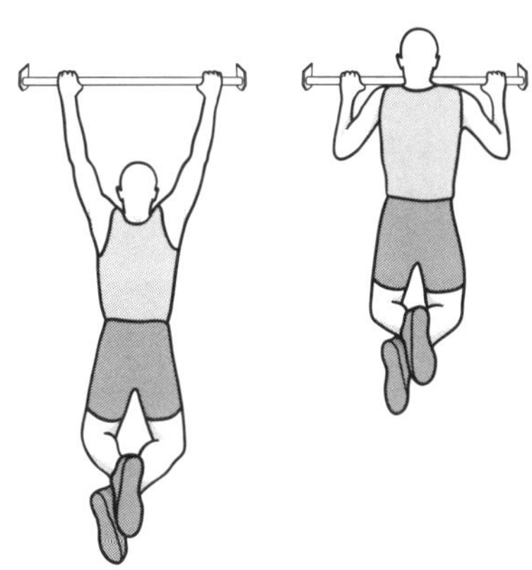

2 Pull-up, 11 Wdh.

47 Mixer

1 2 **3**

Trainingsdauer: ca. 7 Minuten
Benötigte Hilfsmittel: Klimmzugstange, Langhantel

	Übungen	Wiederholungen	Technischer Anspruch	Intensität	Seite
1	Toes-to-Bar	25	2	2	105
2	Clean and Press	15	3	3	115

Ausführung

Absolviere in möglichst kurzer Zeit 25 Toes-to-Bar und 15 Clean and Presses.

Schwerpunkt und Modifikationen

Beim Mixer widmest du dich der Rumpfkraft und der Muskulatur an der Körperrückseite. Einfacher wird das WOD, wenn du Toes-to-Bar durch Knees-to-Chest ersetzt.

Minimale Pausen zwischen den Übungen – Workout so schnell wie möglich absolvieren

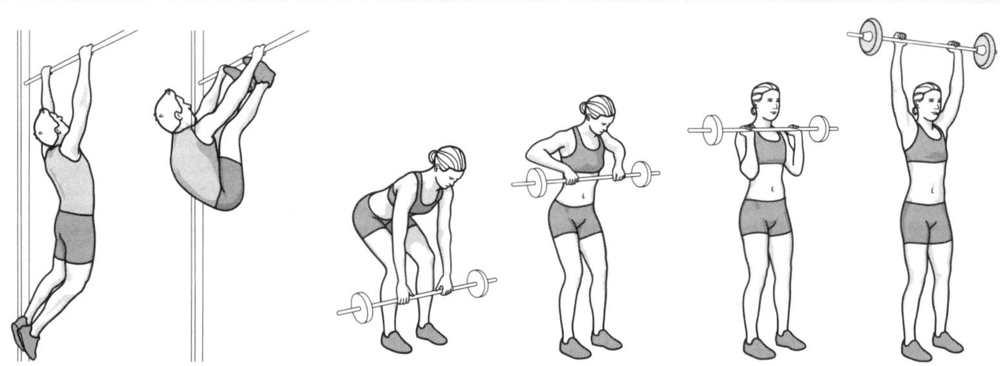

1 Toes-to-Bar, 25 Wdh. **2** Clean and Press, 15 Wdh.

48 Earthquake

Trainingsdauer: 15 Minuten
Benötigtes Hilfsmittel: Langhantel

	Übungen	Wiederholungen	Technischer Anspruch	Intensität	Seite
1	Squat	30	1	1	103
2	Handstand Push-up	20	3	3	104
3	Deadlift	10	2	2	112

Ausführung

Eine Runde dieses WODs besteht aus 30 Squats, 20 Handstand Push-ups und 10 Deadlifts. Absolviere in 15 Minuten so viele Runden wie möglich. Begrenze die Pausen zwischen den Übungen auf wenige Sekunden.

Schwerpunkt und Modifikationen

Dieses WOD steigert die Kraft in Schultern, Armen und Beinen und die rückseitige Muskulatur. Für den Anfang genügen eine Trainingsdauer von 12 Minuten, je 5 Wiederholungen weniger und normale Push-ups anstelle der Handstand Push-ups.

Minimale Pausen zwischen den Übungen – so viele Runden wie möglich absolvieren

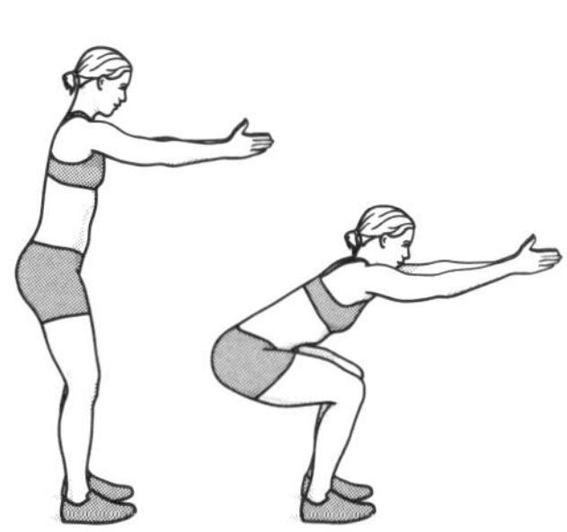

1 Squat, 30 Wdh.

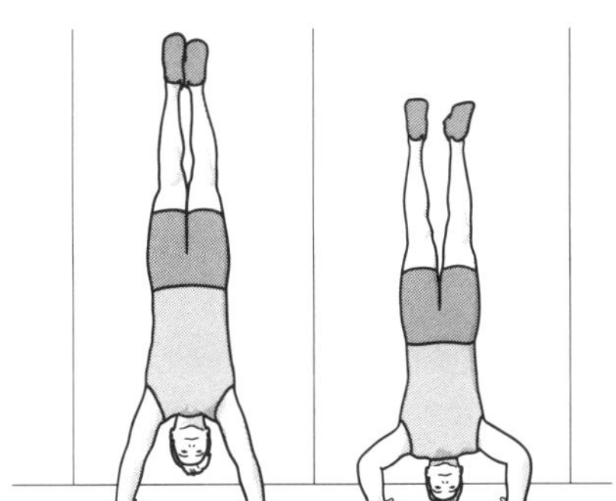

2 Handstand Push-up, 20 Wdh.

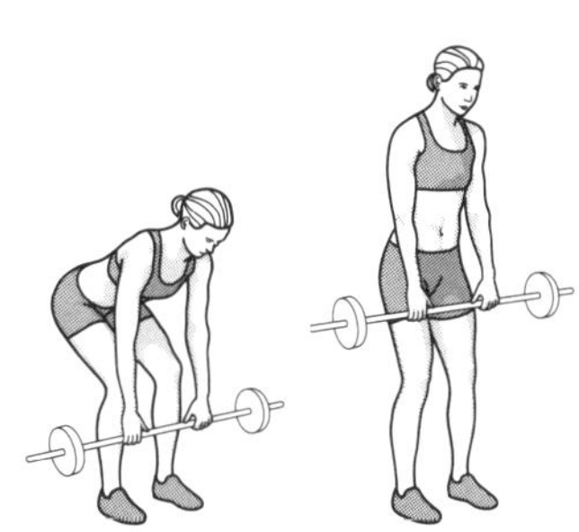

3 Deadlift, 10 Wdh.

49 Crawl Home

1 2 3

Trainingsdauer: 18 Minuten
Benötigte Hilfsmittel: Klimmzugstange, Langhantel, Kurzhanteln

	Übungen	Wiederholungen	Technischer Anspruch	Intensität	Seite
1	Muscle-up	3	3	3	106
2	Hang Power Clean	6	2	2	113
3	Dumbbell Push Press	9	1	2	116

Ausführung

Eine Runde dieses WODs umfasst 3 Muscle-ups, 6 Hang Power Cleans und 9 Dumbbell Push Presses. Absolviere in insgesamt 4 Intervallen à 3 Minuten so viele Runden wie möglich. Pausiere nach jedem 3-Minuten-Intervall exakt 2 Minuten.

Schwerpunkt und Modifikationen

Es wird hart, doch als Lohn winken mehr Schnellkraft und starke Schultern. Einsteiger reduzieren auf 3 Intervalle und ersetzen Muscle-ups durch Pull-ups oder Ring Rows.

Übungen 1 bis 3 im Wechsel – in 4 Intervallen à 3 Minuten so viele Runden wie möglich absolvieren – nach jedem Intervall 2 Minuten Pause

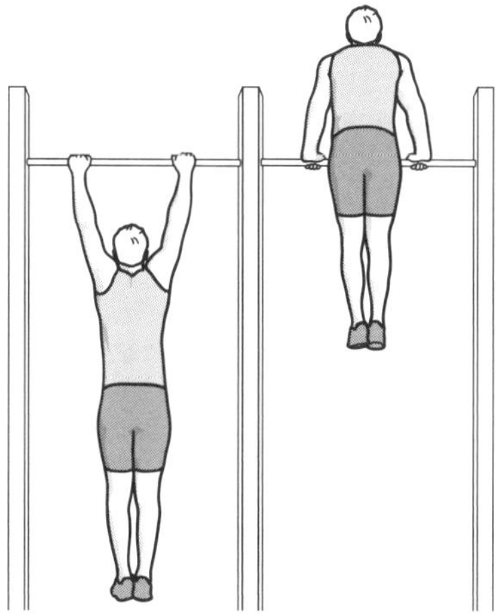

1 Muscle-up, 3 Wdh.

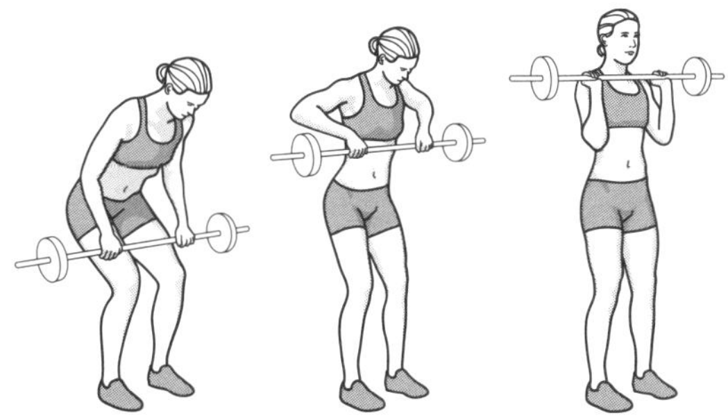

2 Hang Power Clean, 6 Wdh.

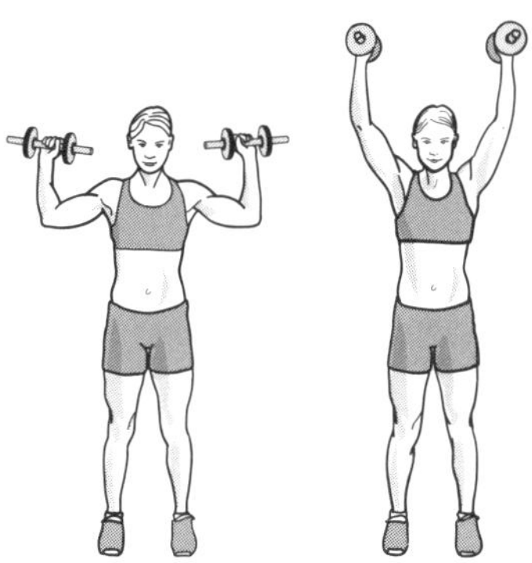

3 Dumbbell Push Press, 9 Wdh.

50 50 Dates

1 2 3

Trainingsdauer: ca. 25 Minuten
Benötigte Hilfsmittel: stabiler Kasten, Ringe, Kettlebell, Langhantel

	Übungen	Wiederholungen	Technischer Anspruch	Intensität	Seite
1	Box Jump	50	1	1	108
2	Ring Row	50	1	1	109
3	Kettlebell Swing	50	1	1	117
4	Jumping Lunge	50	1	1	108
5	Back Extension	50	1	1	109
6	Push Press	50	2	2	111
7	Deadlift	50	2	2	112
8	Kettlebell Snatch	50	3	1	117

Ausführung

Absolviere möglichst schnell hintereinander mit jeweils 50 Wiederholungen Box Jumps, Ring Rows, Kettlebell Swings, Jumping Lunges, Back Extensions, Push Presses, Deadlifts und Kettlebell Snatches. Versuche, die Pausen zwischen den Übungen auf ein Minimum zu reduzieren.

Schwerpunkt und Modifikationen

Dieses vielseitige Workout fordert den ganzen Körper und steigert die Ausdauer. Einsteiger beginnen mit je 30 Wiederholungen und ersetzen die Kettlebell Snatches durch Kettlebell Swings.

Minimale Pausen zwischen den Übungen – Workout so schnell wie möglich absolvieren

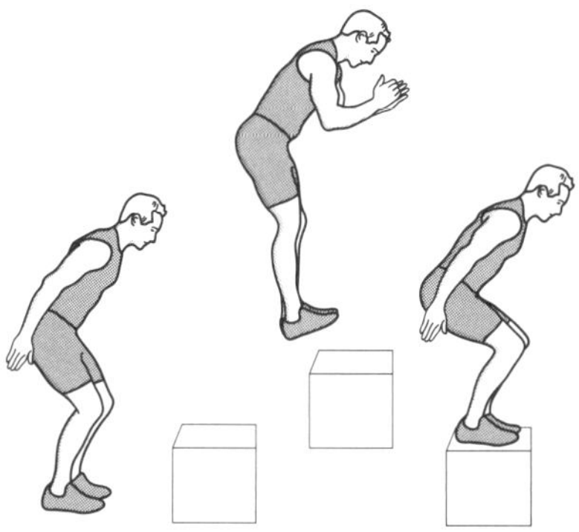

1 Box Jump, 50 Wdh.

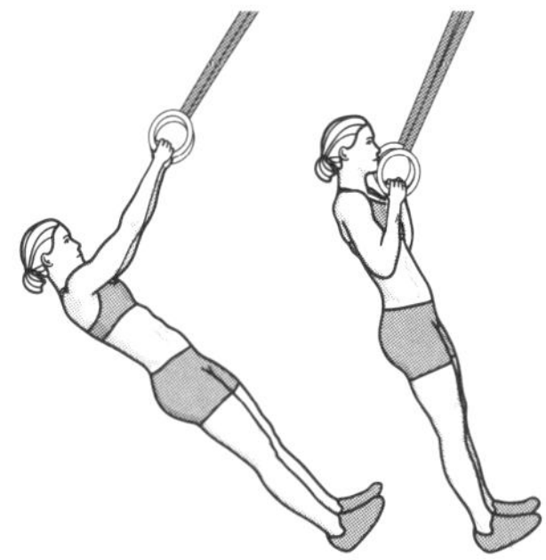

2 Ring Row, 50 Wdh.

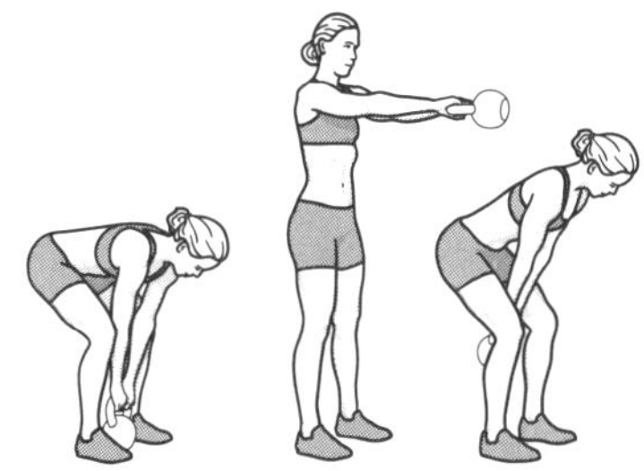

3 Kettlebell Swing, 50 Wdh.

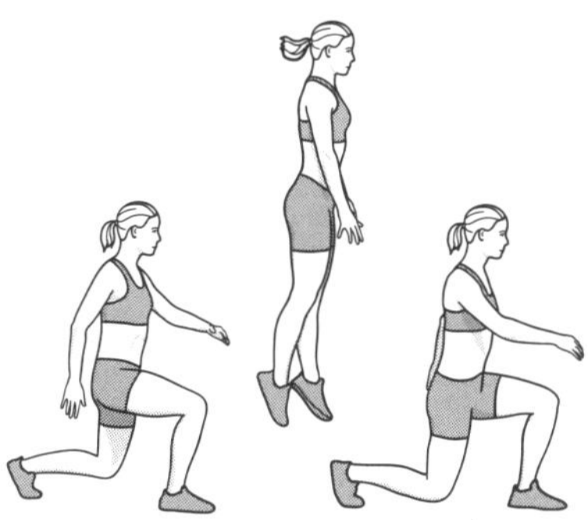

4 Jumping Lunge, 50 Wdh.

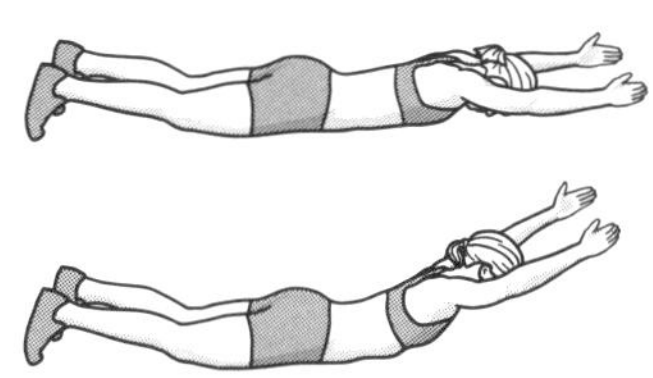

5 Back Extension, 50 Wdh.

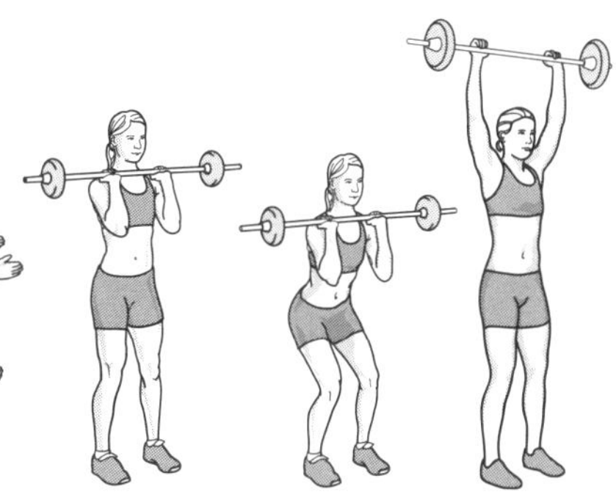

6 Push Press, 50 Wdh.

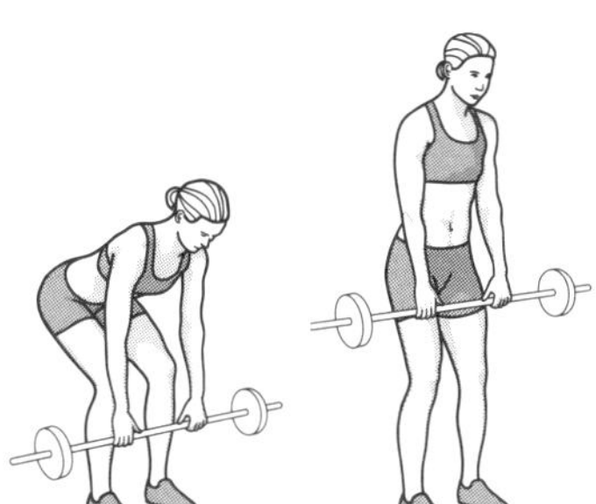

7 Deadlift, 50 Wdh.

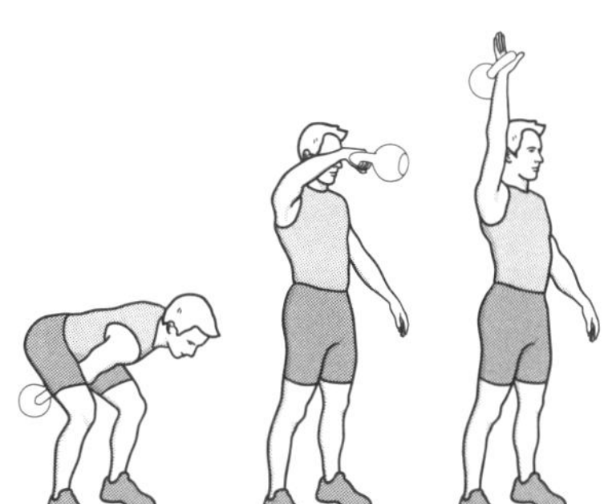

8 Kettlebell Snatch, 50 Wdh.

Die Übungen

3

Übungen mit dem eigenen Körpergewicht

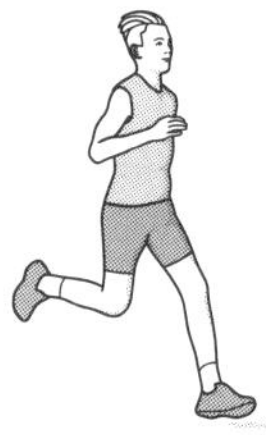

Run

Die geforderte Distanz im schnellstmöglichen Tempo bewältigen.

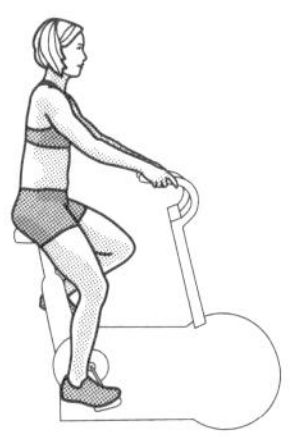

Bike

Die geforderte Distanz in so kurzer Zeit wie möglich auf einem Fahrradergometer bewältigen.

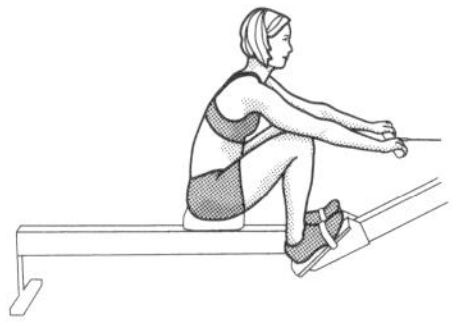

1

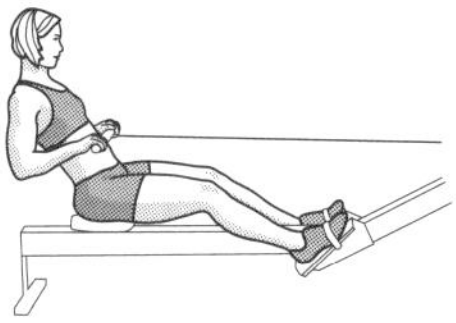

2

Row

1. Auf ein Rudergerät setzen und den Griff mit beiden Händen greifen. Arme strecken und das Ruder nach vorn führen. Gleichzeitig die Beine beugen. Am Ende leicht nach vorn neigen. Die Wirbelsäule bleibt dabei gerade.
2. Bei der Rückzugbewegung Rücken aufrichten und etwas nach hinten neigen. Beine strecken und Arme beugen. Im Rhythmus »Beine strecken, Arme beugen, Arme strecken, Beine beugen« die geforderte Distanz beziehungsweise Kalorien rudern.

Double/Single Under

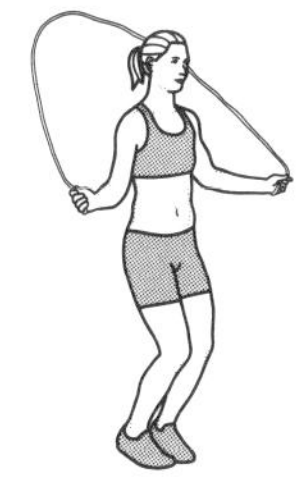

Seilspringen und dabei das Seil bei jedem Sprung zweimal unter dem Körper durchschwingen. Dazu gilt es, die Körperspannung zu halten und die Sprunghöhe zu vergrößern, ohne die Beine anzuziehen. Dem gegenüber wird beim Single Under, dem normalen Seilspringen, das Seil bei jedem Sprung nur einmal unter dem Körper durchgeschwungen.

Squat

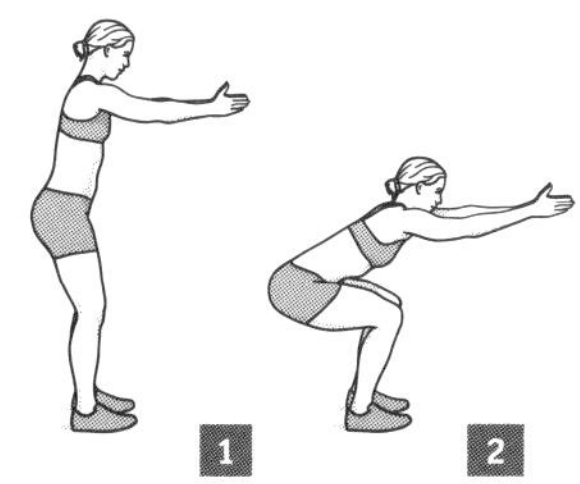

1. Einen aufrechten, hüftbreiten Stand einnehmen.
2. Das Gesäß nach hinten schieben, dabei Hüfte und Knie beugen. Die Knie leicht nach außen schieben. Das Gewicht ruht auf dem Mittelfuß. Die Knie weiter beugen, bis sich die Hüfte unterhalb der Knie befindet. Anschließend in die Ausgangsposition zurückkehren.

Pistol

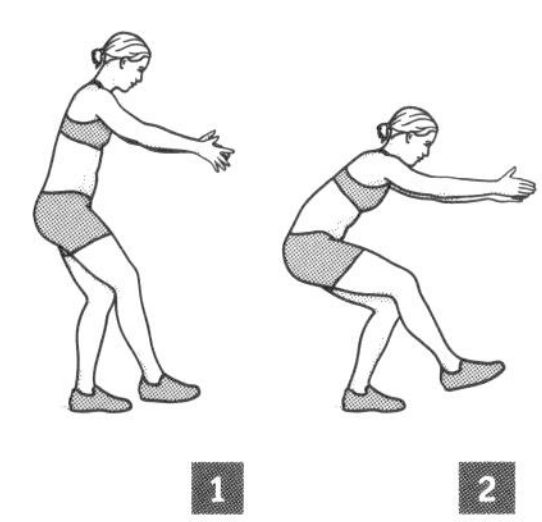

1. Einen aufrechten, hüftbreiten Stand einnehmen. Das Gewicht auf ein Bein verlagern, das andere gerade nach vorn strecken.
2. Die Hüfte leicht nach hinten schieben und das Standbein so weit wie möglich beugen. Dabei das andere Bein angehoben lassen und weiter nach vorn schieben. Der tiefste Punkt ist erreicht, wenn sich die Hüfte unterhalb des Knies des Standbeins befindet. Das Gewicht bleibt während der kompletten Bewegung auf dem Mittelfuß. Anschließend in die Ausgangsposition zurückkehren.

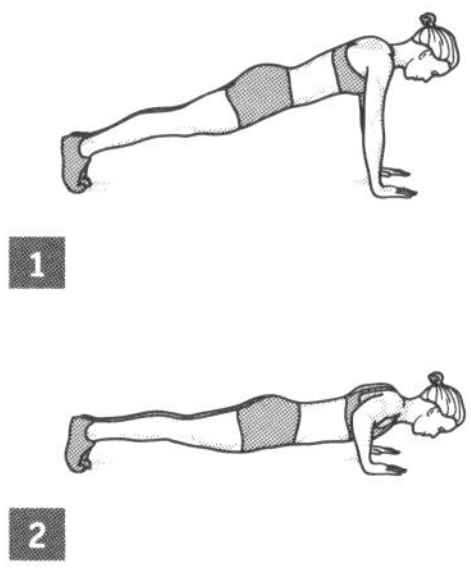

Push-up

1. Eine Liegestützposition einnehmen, bei der die Hände und Füße etwa schulterbreit geöffnet sind. Der der Körper bildet eine gerade Linie.
2. Die Ellbogen beugen, bis die Brust den Boden berührt. Anschließend die Arme wieder komplett strecken, ohne die Körperspannung zu verlieren.

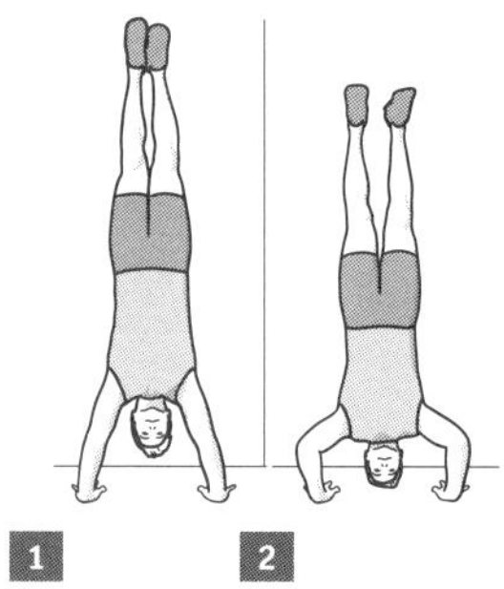

Handstand Push-up

1. An einer Wand in den Handstand aufschwingen und die Arme gestreckt halten. Die Fersen ruhen an der Wand.
2. Die Arme beugen, bis der Kopf hinter den Händen kontrolliert den Boden berührt. Die Körperspannung halten. Dann zurück in die Ausgangsposition drücken.

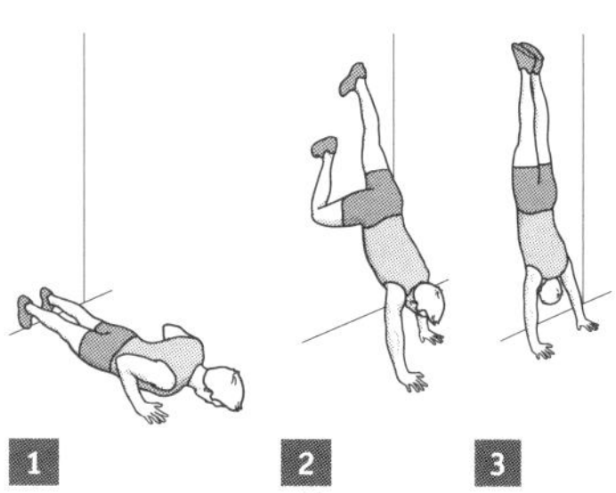

Wall Climb

1. Vor einer stabilen Wand die Bauchlage mit abgestützten Händen einnehmen. Die Beine sind gestreckt, die Fußsohlen berühren die Wand.
2. Hände in den Boden stemmen und beginnen, Schritt für Schritt die Wand nach oben zu laufen.
3. Die Endposition ist erreicht, wenn Beine und Arme gestreckt sind und der Bauch die Wand berührt. Anschließend kontrolliert in die Ausgangsposition zurückkehren.

Knees-to-Chest

1. Mit beiden Armen etwa schulterbreit an eine Stange hängen.

2. Mit etwas Schwung beide Knie gleichzeitig an die Brust bringen. Dabei die Arme möglichst gestreckt lassen. Anschließend wieder kontrolliert in die Ausgangsposition zurückkehren.

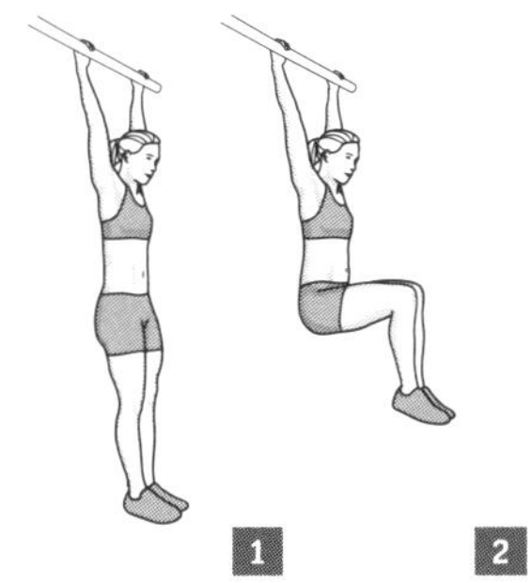

Toes-to-Bar

1. Mit beiden Armen etwa schulterbreit an eine Stange hängen. Die Handflächen weisen nach vorn.

2. Etwas Schwung holen, die Hüfte beugen und beide Knie anwinkeln, um die Zehen an die Stange zu bringen. Dabei die Arme möglichst gestreckt lassen. Anschließend kontrolliert in die Ausgangsposition zurückkehren.

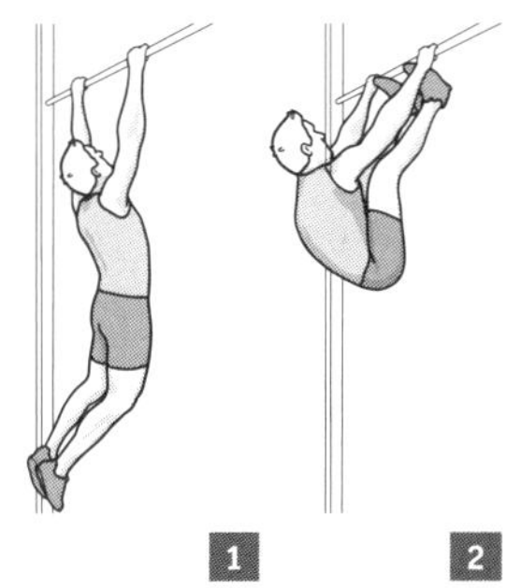

Pull-up

1. Mit beiden Armen etwa schulterbreit im Obergriff an eine Stange hängen. Die Handflächen weisen nach vorn. Um unterschiedliche Belastungsreize zu setzen und andere Muskeln anzusprechen, ist es allerdings sinnvoll, Griffbreite und Griffart hin und wieder zu verändern.

2. Den Körper nach oben ziehen, bis sich das Kinn über der Stange befindet. Anschließend den Körper wieder kontrolliert absenken.

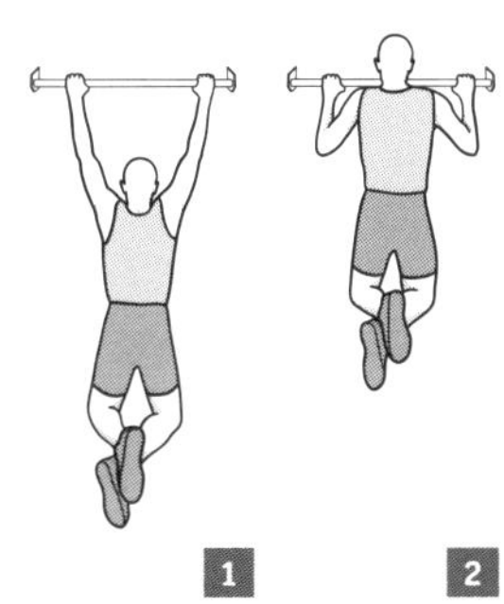

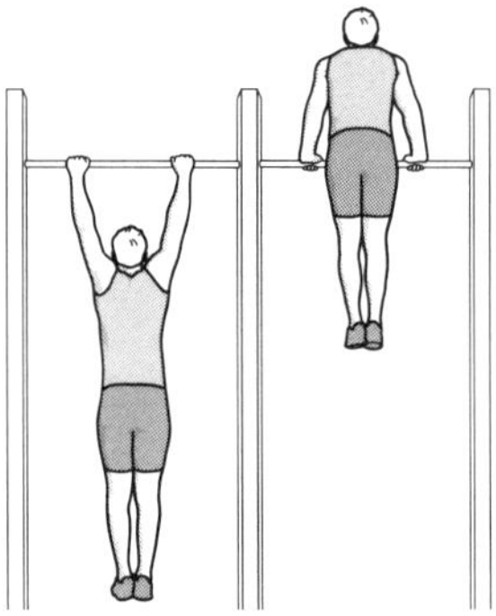

1 2

Muscle-up

1. Mit beiden Armen etwa schulterbreit an eine Stange hängen. Die Handflächen weisen nach vorn.
2. Schwung holen und den Körper in eine Stützposition auf der Stange bringen. Arme strecken. Anschließend wieder kontrolliert in die Ausgangsposition zurückkehren.

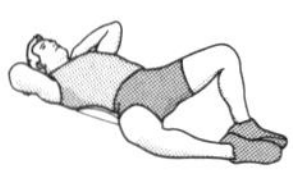

1

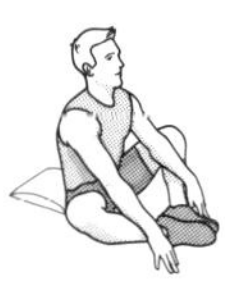

2

Sit-up

1. Mit angewinkelten Knien auf den Rücken legen. Die Knie nach außen sinken lassen, sodass die Fußaußenkanten auf dem Boden liegen. Die Fußsohlen aneinanderlegen. Durch die Außenrotation der Hüfte wird die Bauchmuskulatur stärker gefordert.
2. Mit ein wenig Schwung der Arme den Oberkörper vom Boden abheben und mit den Händen den Boden vor den Füßen berühren. Anschließend den Oberkörper wieder kontrolliert in die Ausgangsposition absenken.

Burpee

1. Einen aufrechten, hüftbreiten Stand einnehmen.
2. In die Hocke kommen und die Hände schulterbreit auf dem Boden aufsetzen.
3. Aus der Hocke sofort mit beiden Füßen nach hinten in den Liegestütz springen und kurz die Brust am Boden ablegen. Die Hände bleiben aufgestützt.
4. Mit den Füßen zurück nach vorn in die Hocke springen.
5. In den hüftbreiten Stand aufrichten.

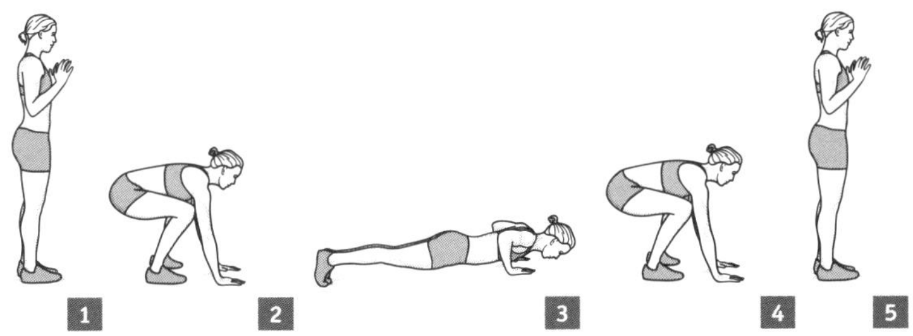

Burpee Pull-up

1. Unter eine Stange stellen.
2. In die Hocke kommen und die Hände schulterbreit auf dem Boden aufsetzen.
3. Aus der Hocke sofort mit beiden Füßen nach hinten in den Liegestütz springen und kurz die Brust am Boden ablegen. Die Hände bleiben aufgestützt.
4. Mit den Füßen zurück nach vorn in die Hocke springen.
5. Sofort in den Stand aufrichten, nach oben springen und die Stange mit beiden Händen etwa schulterbreit greifen.
6. Den Körper nach oben ziehen, bis das Kinn über die Stange ragt. Anschließend den Körper wieder kontrolliert absenken.

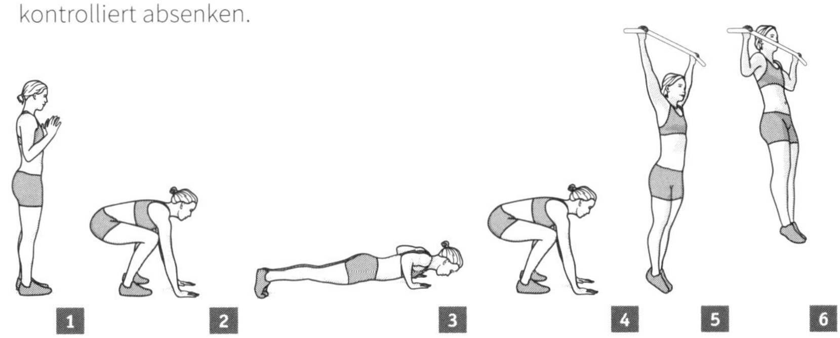

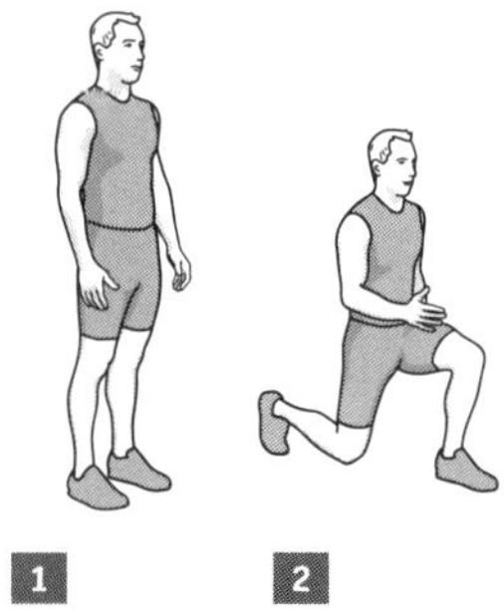

Lunge

1. Einen aufrechten, hüftbreiten Stand einnehmen.
2. Einen großen Schritt nach vorn machen und das hintere Knie zum Boden absenken. Dynamisch mit dem vorderen Fuß wieder nach hinten in die Ausgangsposition zurückkehren und im Wechsel fortfahren.

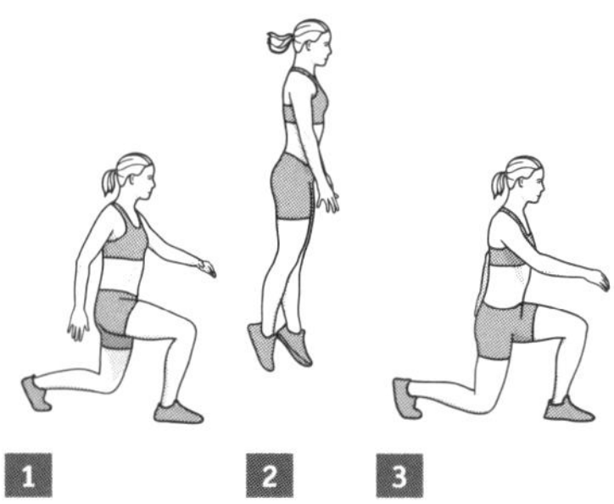

Jumping Lunge

1. Eine tiefe Ausfallschrittposition einnehmen, bei dem sich das hintere Knie knapp über dem Boden befindet. Beide Fußspitzen zeigen nach vorn. Die hintere Ferse ist angehoben.
2. Mit einem Sprung nach oben die Position der Füße wechseln.
3. Dann wieder in der tiefen Ausfallschrittposition landen. Das vordere Knie befindet sich jeweils maximal auf Höhe der Fußspitze des vorderen Fußes oder dahinter. Das Ganze im Wechsel ausführen.

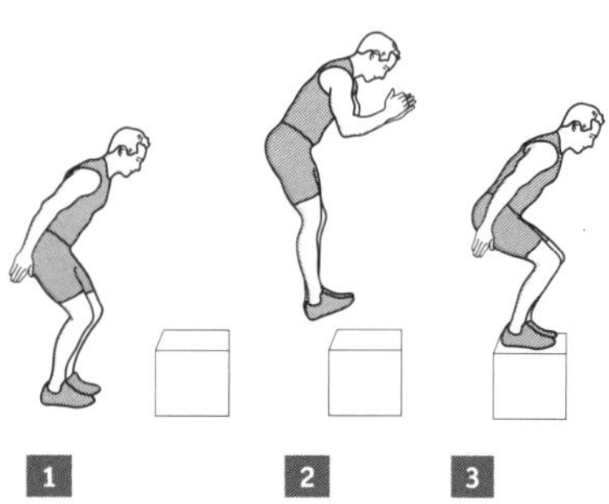

Box Jump

1. Aufrecht vor einen stabilen Kasten stellen. Kurz vor dem Sprung in die Knie gehen, die Arme nach hinten nehmen, um Schwung zu holen.
2. Mit einer Ausholbewegung schwungvoll auf den Kasten springen.
3. Oben Beine und Hüfte strecken. Absteigen und wiederholen.

Ring Row

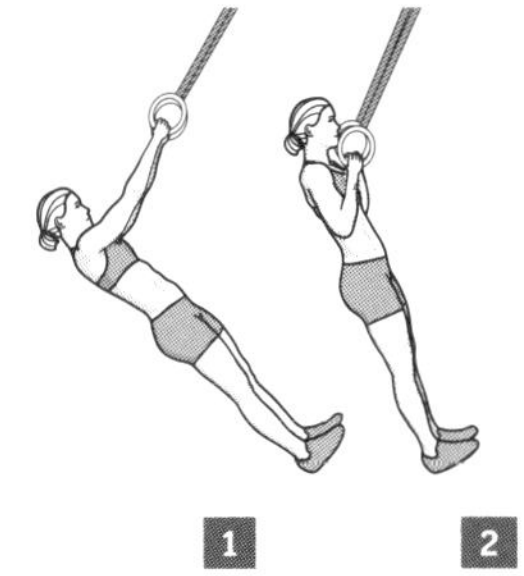

1. Ein Paar Turnringe auf Brusthöhe einstellen und fest greifen. Den Körper gestreckt so weit nach hinten neigen, bis die Arme gestreckt sind. Je aufrechter der Körper, desto einfacher ist die Übung.
2. Die Körperspannung aufrechterhalten. Dann die Arme beugen und die Brust bis zu den Ringen ziehen. Die Ellbogen weisen nach hinten, die Arme eng am Körper führen. Anschließend wieder kontrolliert in die Ausgangsposition absenken.

Ring Dip

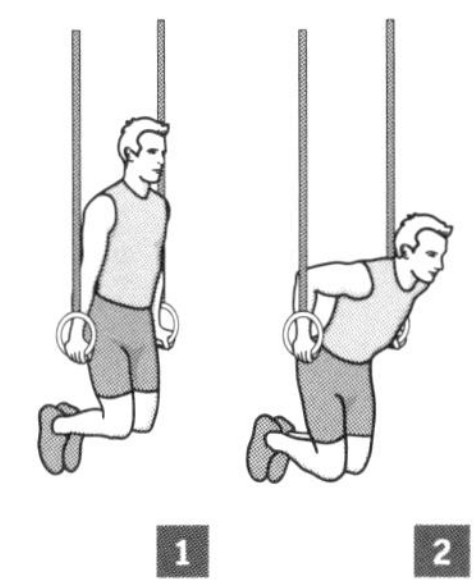

1. An einem Paar Turnringe eine aufrechte Stützposition mit gestreckten Armen einnehmen. Die Beine sind gebeugt, die Fußspitzen berühren den Boden.
2. Die Arme beugen und den Oberkörper so tief wie möglich absenken. In die Ausgangsposition zurückkehren.

Back Extension

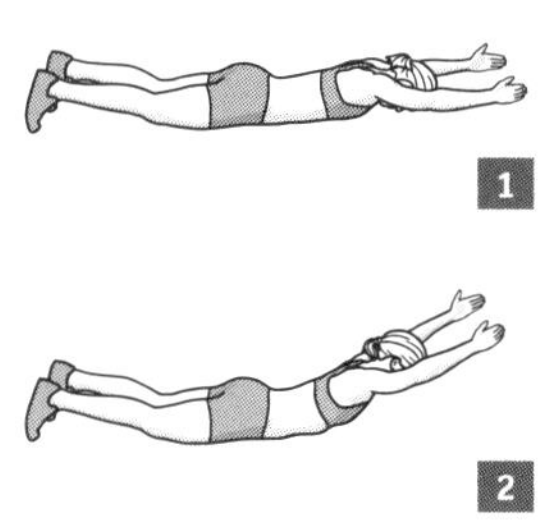

1. Die Bauchlage einnehmen. Die Arme gestreckt nach vorn ablegen, die Handkanten aufstellen. Die Beine strecken und die Fußspitzen aufstellen. Den Blick zum Boden richten, der Nacken ist lang.
2. Arme und Beine gleichzeitig vom Boden abheben und die Position kurz halten. Anschließend Arme und Beine wieder absenken.

Übungen mit Zusatzgewicht

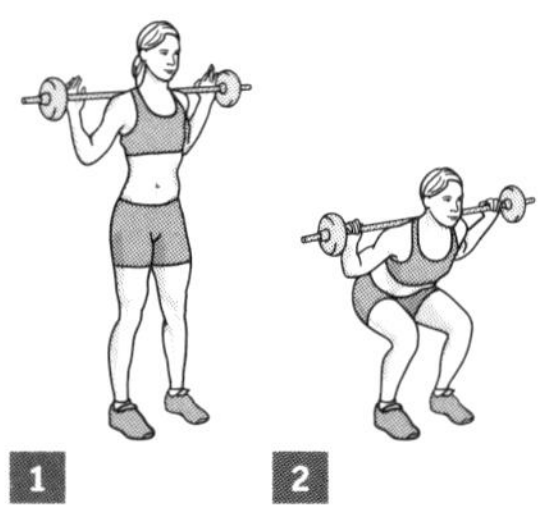

Back Squat

1. Eine Langhantel mit geraden Rücken vom Boden aufnehmen. Schwungvoll bis auf Brusthöhe nach oben reißen und umsetzen. Das heißt, die Ellbogen schnell unter die Stange und nach vorn schieben. Die Langhantel nah am Körper führen. Dann aufrichten, die Stange über Kopf nehmen und nach hinten auf den Muskeln des oberen Rückens ablegen. Die Stange mehr als schulterbreit greifen.
2. Mit aufrechtem Oberkörper eine Kniebeuge ausführen. Dabei das Gesäß nach hinten absenken, die Knie beugen und etwas nach außen schieben. In eine möglichst tiefe Position kommen. Das Gewicht ist auf dem Mittelfuß. Anschließend wieder nach oben drücken.

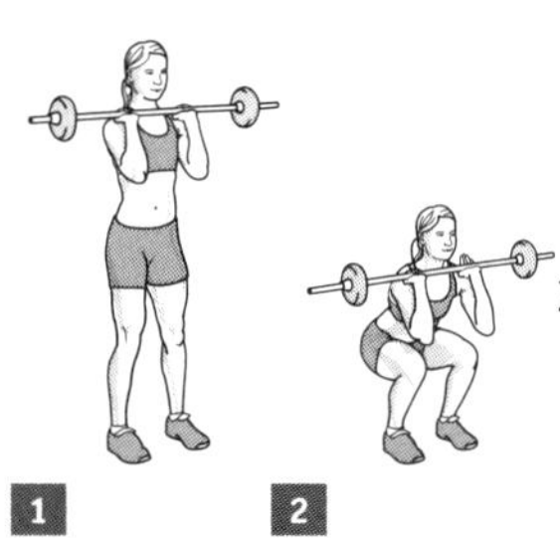

Front Squat

1. Eine Langhantel mit geraden Rücken vom Boden aufnehmen. Schwungvoll bis auf Brusthöhe nach oben reißen und umsetzen. Das heißt, die Ellbogen schnell unter die Stange und nach vorn schieben. Die Langhantel nah am Körper führen. Die Hantel ruht in den Händen, das Gewicht liegt jedoch auf den vorderen Schultern.
2. Mit aufrechtem Oberkörper eine Kniebeuge ausführen. Dabei das Gesäß nach hinten absenken, die Knie beugen und etwas nach außen schieben. In eine möglichst tiefe Position kommen. Das Gewicht ist auf dem Mittelfuß. Anschließend wieder nach oben drücken.

Overhead Squat

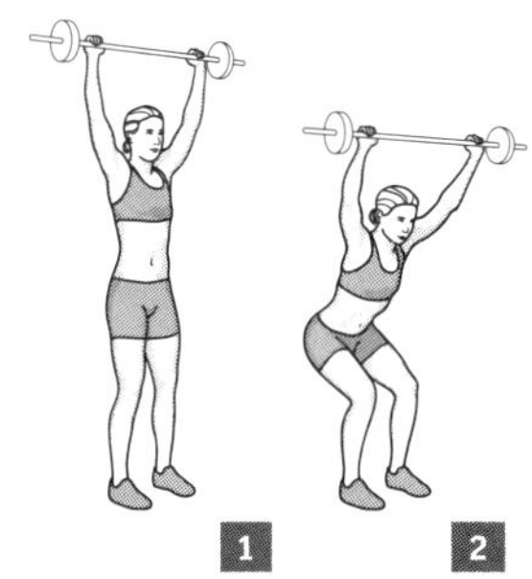

1. Eine Langhantel in doppelter Schulterbreite greifen, in den aufrechten Stand kommen und die Langhantel mit gestreckten Armen über den Kopf bringen.
2. Mit aufrechtem Oberkörper eine Kniebeuge ausführen. Dabei das Gesäß nach hinten absenken, die Knie beugen und etwas nach außen schieben. In eine möglichst tiefe Position kommen. Das Gewicht ist auf dem Mittelfuß. Die Stange bleibt während der gesamten Bewegung über dem Kopf, die Arme bleiben gestreckt. Anschließend das Gewicht wieder nach oben drücken.

Shoulder Press

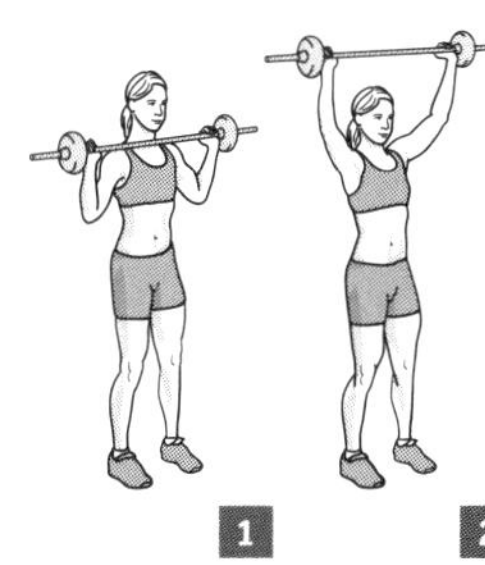

1. Eine Langhantel mit geradem Rücken kontrolliert vom Boden aufnehmen, anreißen und umsetzen. Dann vorn auf den Schultern platzieren und mehr als schulterbreit greifen.
2. Die Stange langsam und kontrolliert über den Kopf drücken, bis die Arme gestreckt sind. Dann wieder langsam absenken.

Push Press

1. Eine Langhantel mit geraden Rücken vom Boden aufnehmen. Schwungvoll bis auf Brusthöhe nach oben reißen und umsetzen. Das heißt, die Ellbogen schnell unter die Stange und nach vorn schieben. Die Langhantel nah am Körper führen. Die Hantel ruht in den Händen, das Gewicht liegt jedoch auf den vorderen Schultern.
2. Um Schwung für das Nach-oben-Drücken zu holen, zuerst die Knie leicht beugen.
3. Dann kraftvoll die Knie strecken und die Stange über den Kopf drücken, bis die Arme komplett gestreckt sind. Die Langhantel wieder kontrolliert auf die Schultern absenken.

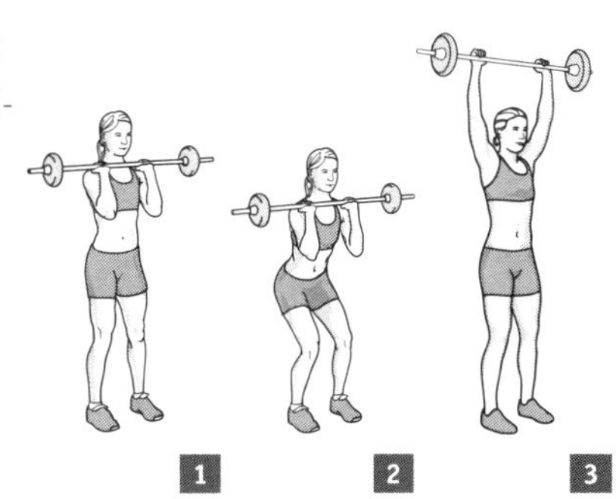

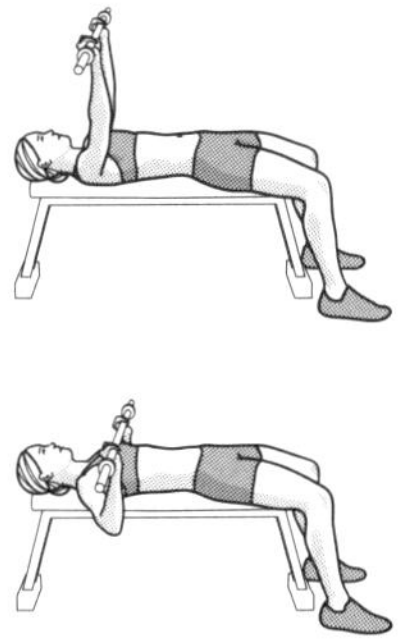

1 2

Bench Press

1. Rücklings auf eine Bank legen und die Langhantel so platzieren, dass die Stange mit fast gestreckten Armen aus der Ablage gehoben werden kann. Die Stange etwas mehr als schulterbreit greifen, die Langhantel mit gestreckten Armen über der Brust positionieren.
2. Dann die Arme beugen und die Langhantel bis knapp über der Brust absenken. Nach einer leichten Berührung die Hantel wieder nach oben drücken.

Thruster

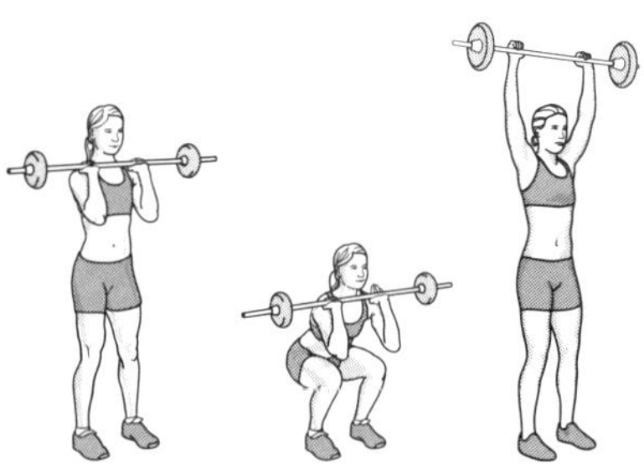

1 2 3

1. Eine Langhantel mit geradem Rücken vom Boden aufnehmen. Schwungvoll bis auf Brusthöhe nach oben reißen und umsetzen. Das heißt, die Ellbogen schnell unter die Stange und nach vorn schieben. Die Langhantel nah am Körper führen. Die Hantel ruht in den Händen, das Gewicht liegt jedoch auf den vorderen Schultern.
2. Die Knie beugen und leicht nach außen schieben und in eine möglichst tiefe Hocke kommen.
3. Am tiefsten Punkt sofort kraftvoll nach oben drücken. Sobald Knie und Hüfte gestreckt sind, die Langhantel explosiv über den Kopf drücken. Das Gewicht mit gestreckten Armen stabilisieren. Anschließend die Stange wieder zurück auf die Schultern bringen.

Deadlift

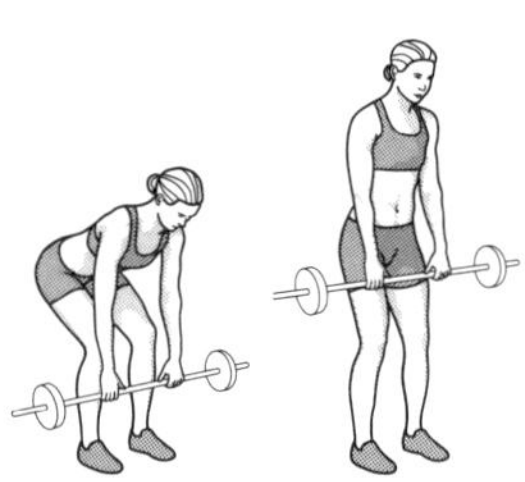

1 2

1. Vor eine Langhantel stellen. Dann die Knie beugen, den Oberkörper mit geradem Rücken nach vorn neigen und mit gestreckten Armen die Stange etwa schulterbreit greifen. Der Blick ist schräg nach vorn zum Boden gerichtet. Die Rumpfmuskulatur ist angespannt. Die Langhantel anheben.
2. Die Langhantel durch kontrolliertes Strecken der Hüfte und Aufrichten des Oberkörpers bis auf Hüfthöhe anheben. Rücken und Arme bleiben während der gesamten Bewegung gestreckt. Nach vollständiger Hüftstreckung die Stange wieder kontrolliert zum Boden bringen.

Sumo Deadlift High-Pull

1. Vor einer Langhantel aufstellen und die Füße in doppelter Hüftbreite öffnen. Dann die Knie beugen, mit geradem Rücken tief kommen und die Stange mit beiden Händen etwa zwei Daumenlängen voneinander entfernt greifen. Die Arme sind gestreckt und der Blick ist leicht schräg nach vorn zum Boden gerichtet. Die Langhantel anheben.
2. Dann aufrichten, indem Hüfte und Knie kontrolliert gestreckt werden. Der Rücken bleibt gerade.
3. Sobald die Stange auf Hüfthöhe ist, die Langhantel explosiv bis auf Brusthöhe nach oben reißen. Die Ellbogen dabei nach oben und außen ziehen. Sie befinden sich in der Endposition über den Schultern. Anschließend die Stange kontrolliert zum Boden zurückbringen.

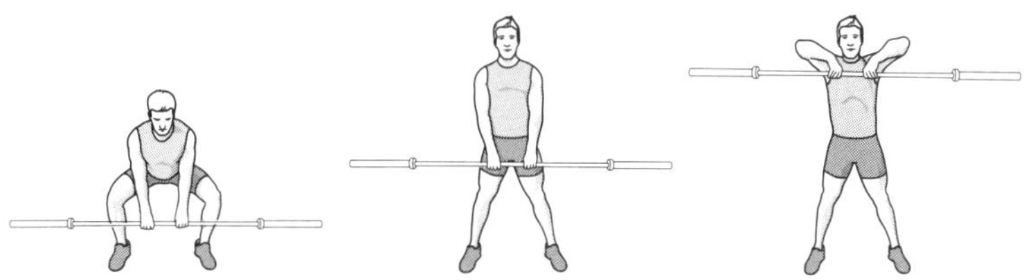

1 2 3

Hang Power Clean

1. Eine am Boden liegende Langhantel mit beiden Händen etwa schulterbreit greifen. Die Knie sind gebeugt, der Rücken ist gerade, die Arme sind gestreckt und der Blick ist schräg nach vorn zum Boden gerichtet. Die Stange kontrolliert anheben. Aus dem aufrechten Stand einen Hang ausführen. Das heißt, die Stange bis Kniehöhe absenken, dabei Hüfte und Knie leicht beugen.
2. Dann die Langhantel schwungvoll bis auf Brusthöhe nach oben reißen: Dabei zuerst die Hüfte strecken, dann die Arme beugen und die Ellbogen nach außen führen, sodass die Stange nah am Körper bleibt.
3. Auf Brusthöhe die Stange umsetzen, das heißt, die Ellbogen schnell unter die Stange und nach vorn oben ziehen. Anschließend das Gewicht wieder in umgekehrter Reihenfolge kontrolliert umsetzen und wieder mit dem Hang beginnen.

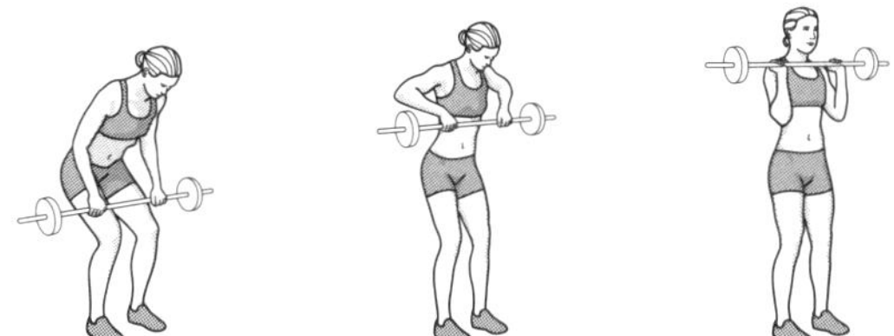

1 2 3

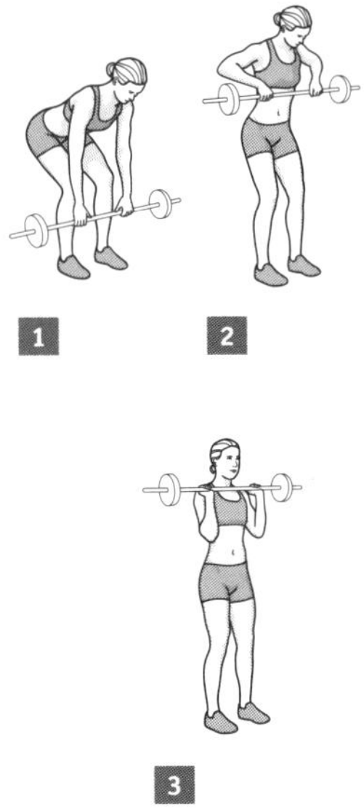

Power Clean

1. Vor eine Langhantel stellen. Dann die Knie beugen, den Oberkörper mit geradem Rücken nach vorn neigen und mit gestreckten Armen die Stange etwa schulterbreit greifen. Der Blick ist schräg nach vorn zum Boden gerichtet. Die Rumpfmuskulatur ist angespannt. Die Langhantel anheben.
2. Nun den Oberkörper mit geradem Rücken zügig aufrichten und die Langhantel explosiv bis zur Brust ziehen. Dazu die Hüfte kraftvoll strecken, sodass für einen kurzen Moment die Fersen vom Boden abheben. Die Ellbogen zeigen dabei nach außen, die Stange wird nah am Körper geführt.
3. Auf Brusthöhe die Stange im Stand umsetzen. Das bedeutet, die angewinkelten Arme unter die Stange bringen und die Ellbogen nach vorn schieben, sodass die Langhantel in den Händen liegt, das Gewicht der Stange selbst jedoch auf den vorderen Schultern ruht. Der Rückweg erfolgt in umgekehrter Reihenfolge.

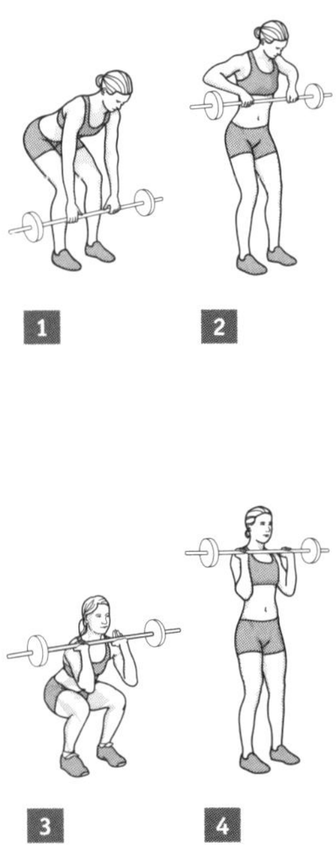

Squat Clean

1. Vor eine Langhantel stellen. Dann die Knie beugen, den Oberkörper mit geradem Rücken nach vorn neigen und mit gestreckten Armen die Stange etwa schulterbreit greifen. Der Blick ist schräg nach vorn zum Boden gerichtet. Die Rumpfmuskulatur ist angespannt. Die Langhantel anheben.
2. Nun den Oberkörper mit geradem Rücken zügig aufrichten und die Langhantel explosiv bis zur Brust ziehen. Dazu die Hüfte kraftvoll strecken, sodass für einen kurzen Moment die Fersen vom Boden abheben. Die Ellbogen zeigen dabei nach außen, die Stange wird nah am Körper geführt.
3. Auf Brusthöhe die Stange im Stand zügig umsetzen. Das bedeutet, die angewinkelten Arme unter die Stange bringen und die Ellbogen nach vorn schieben, sodass die Langhantel in den Händen liegt, das Gewicht der Stange selbst jedoch auf den vorderen Schultern ruht. Dabei schnell in die tiefe Hocke kommen, also in die Front-Squat-Position.
4. Aus dieser Position nach oben in den Stand aufrichten und die Hüfte strecken.

Clean and Press

1. Die Übung ist eine Kombination aus Power Clean und Push Press. Eine am Boden liegende Langhantel mit beiden Händen etwas mehr als schulterbreit greifen. Die Knie sind gebeugt, der Rücken ist gerade, die Arme sind gestreckt und der Blick ist nach vorn gerichtet. Die Stange kontrolliert anheben. Die Rumpfmuskulatur ist angespannt.
2. Dann die Langhantel schwungvoll bis auf Brusthöhe nach oben reißen: Dabei zuerst die Hüfte strecken, dann die Arme beugen und die Ellbogen nach oben und außen führen, sodass die Stange nah am Körper bleibt.
3. Die Ellbogen schnell unter die Stange und nach vorn schieben. Die Langhantel bleibt nah am Körper. Die Hantel ruht in den Händen, das Gewicht liegt jedoch auf den vorderen Schultern.
4. Durch leichtes Beugen und anschließendes Strecken der Knie die Langhantel explosiv über den Kopf drücken, bis die Arme komplett gestreckt sind. Das Gewicht stabilisieren und anschließend kontrolliert zum Boden zurückbringen.

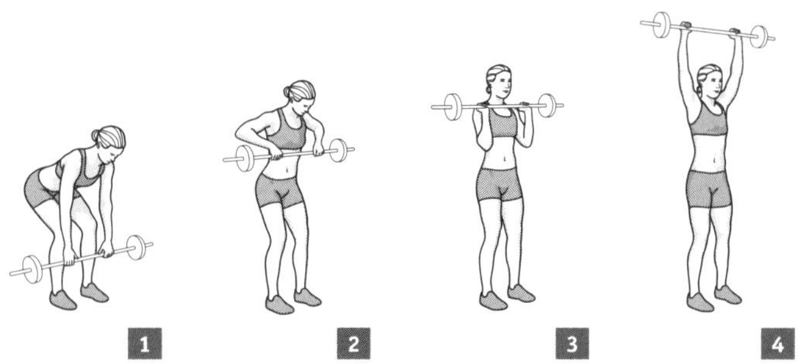

Power Snatch

1. Vor eine Langhantel stellen. Dann die Knie beugen, mit geradem Rücken tief kommen und die Stange in doppelter Schulterbreite greifen. Die Rumpfmuskulatur ist angespannt.
2. Die Langhantel mit steigender Geschwindigkeit vom Boden anheben. Dabei zuerst die Hüfte strecken und dann die Arme beugen. Auf Brusthöhe die Stange mit Schwung über den Kopf bringen und die Arme strecken. Das Gewicht stabilisieren und anschließend auf den Boden zurückbringen.

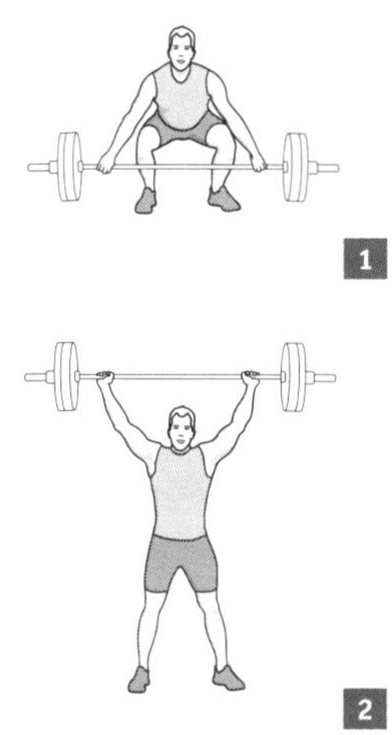

Dumbbell Push Press

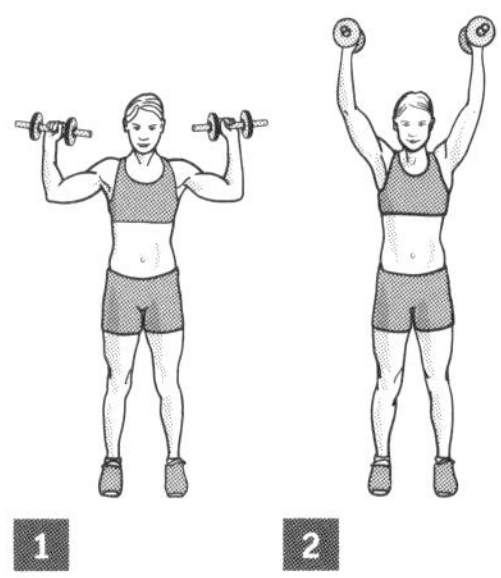

1. Jeweils eine Kurzhantel greifen. Die Arme auf Schulterhöhe anheben und etwa im 90-Grad-Winkel beugen, sodass die Ellbogen nach außen weisen und die Handflächen nach vorn zeigen. Die Oberarme sind etwa auf Schulterhöhe.
2. Um die Kurzhanteln kraftvoll nach oben zu drücken, zuerst leicht die Knie beugen und dann mit dem Strecken die Kurzhanteln über den Kopf drücken und stabilisieren. Dabei die Handflächen zum Körper drehen. Anschließend die Arme wieder beugen.

Farmers Walk

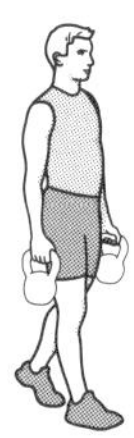

Einen aufrechten, hüftbreiten Stand einnehmen. Je eine Kurzhantel oder Kettlebell links und rechts neben dem Körper halten. Mit den Gewichten die geforderte Distanz zurücklegen. Dabei die Wirbelsäule möglichst aufrecht halten, die Rumpfmuskulatur durchgehend leicht anspannen und die Schultern nach hinten schieben.

Goblet Squat

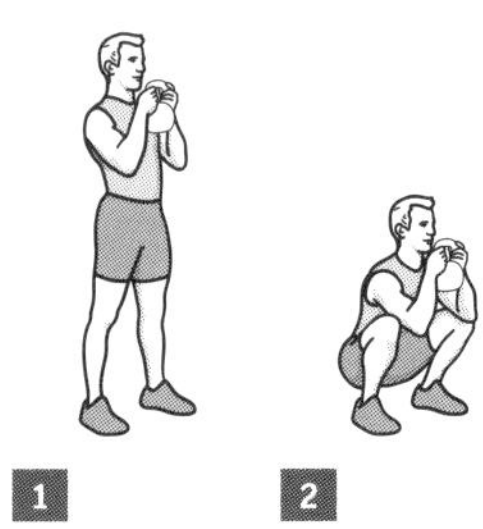

1. Einen aufrechten, hüftbreiten Stand einnehmen. Eine Kettlebell in beide Hände nehmen und auf Brusthöhe nahe am Körper halten.
2. Eine möglichst tiefe Kniebeuge ausführen. Dabei das Gesäß leicht nach hinten schieben, die Knie beugen und etwas nach außen schieben. Das Gewicht auf dem Mittelfuß verteilen. Idealerweise ist die Endposition eine möglichst tiefe Hocke.

Kettlebell Swing

1. Einen schulterbreiten Stand einnehmen. Eine Kettlebell zwischen die Füße stellen, Hüfte und Knie beugen und mit geradem Rücken mit beiden Händen die Kettlebell greifen.
2. Durch explosives Strecken der Hüfte die Kettlebell nach vorn bis auf Schulterhöhe schwingen.
3. Die Hüfte beugen und die Kettlebell zwischen den Beinen nach hinten und direkt im Anschluss in einer dynamischen Bewegung wieder nach oben schwingen. Der Rücken bleibt während der gesamten Durchführung gerade.

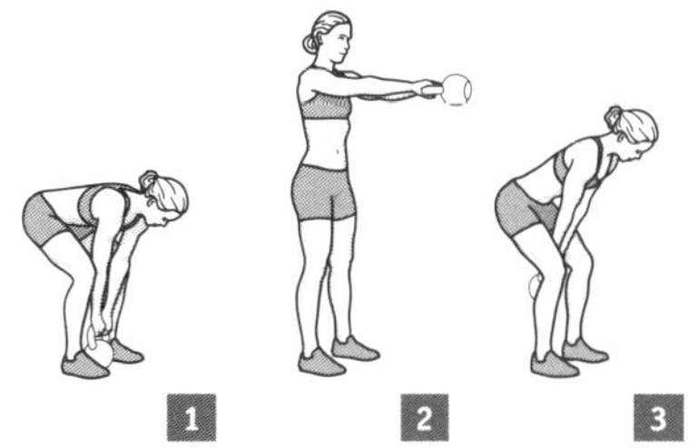

Kettlebell Snatch

1. Eine Kettlebell zwischen den Beinen platzieren und mit einer Hand greifen. Rücken und Arm bleiben gestreckt, die Knie sind leicht gebeugt. Dann die Kettlebell anheben und zuerst durch die Beine schwingen.
2. Die Kettlebell schwungvoll nach oben reißen.
3. Kurz vor Streckung des Arms die Kettlebell kontrolliert nach hinten umklappen. Den Arm über dem Kopf strecken und die Kettlebell stabilisieren. Anschließend die Kettlebell wieder kontrolliert umsetzen, nach unten schwingen und wiederholen.

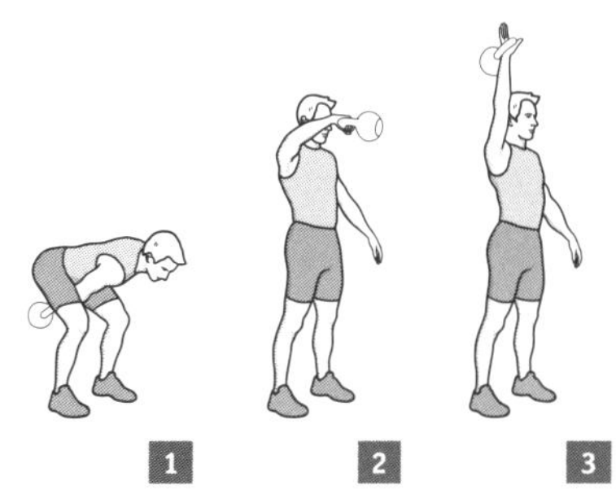

Wall Ball

1. Etwa mit einem halben Meter Entfernung aufrecht vor eine Wand stellen. Einen Medizinball mit beiden Händen auf Brusthöhe halten.
2. Nun in eine tiefe Hocke kommen.
3. Aus der Hocke schwungvoll aufstehen und den Ball nach oben an die Wand werfen. Männer werfen den Ball etwa 3 Meter nach oben, Frauen etwa 2,50 Meter. Den Ball fangen und wieder in die Ausgangsposition zurückkehren.

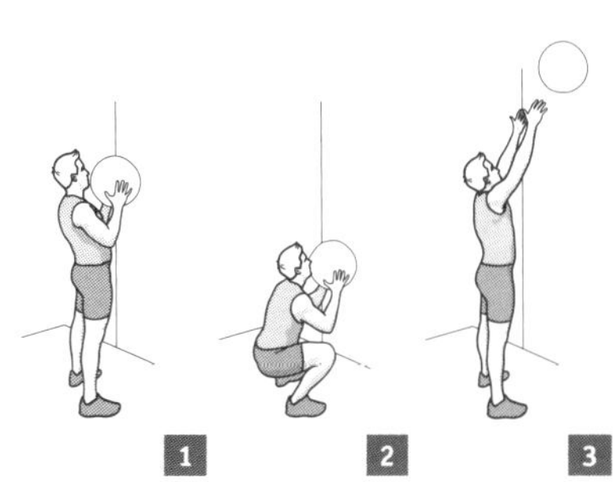

Übungsregister

B
Back Extension 76 f., 98 f., 109
Back Squat 60 f., 84 ff., 110
Bench Press 52 f., 86, 112
Bike 50 f., 54 f., 102
Box Jump 22 f., 26 f., 30 f., 36 ff., 39, 98 f., 108
Burpee 6, 10, 32 ff., 35, 52 f., 58 f., 76 f., 82 f., 88 f., 107
Burpee Pull-up 22 f., 26 f., 107

C
Clean and Press 63, 68 f., 71, 94, 115

D
Deadlift 24 f., 46, 64 f., 95, 98 f., 112
Double Under 34 ff., 37, 42 f., 46, 52 f., 56 f., 64 f., 70, 103
Dumbbell Push Press 42 f., 62, 96 f., 116

F
Farmers Walk 32 f., 62, 116
Front Squat 6, 52 f., 66 f., 84 f., 87, 90 f., 110

G
Goblet Squat 22 f., 36 f., 76 f., 116

H
Handstand Push-up 45, 76 f., 82 f., 90 f., 95, 104
Hang Power Clean 34 f., 44, 66, 70, 80 f, 96 f., 113

J
Jumping Lunge 72 f., 98 f., 108

K
Kettlebell Snatch 28 f., 78 f., 98 f., 117
Kettlebell Swing 6, 18, 21, 24 f., 30 f., 34 f., 45, 54 f., 74 f.,82 f., 98 f., 117
Knees-to-Chest 26 f., 36, 40, 48 f., 63, 72, 87, 94, 105

L
Lunge 20, 36 f., 108

M
Muscle-up 80 f., 86, 96 f., 106

O
Overhead Squat 56 f., 84 f., 111

P
Pistol 78 f., 88 f., 103
Power Clean 44, 70, 84 f., 114
Power Snatch 48 f., 71, 88 f., 115
Pull-up 6, 40 f., 50 f., 54 f., 56 ff., 59, 64 f., 68 f., 74 f., 82 f., 93, 105
Push Press 24 f., 47, 66 f., 72 f., 84 f., 98 f., 111
Push-up 6, 24 f., 40 f., 50 f., 56 f., 62, 68 f., 70, 76 ff., 79, 104

R
Ring Dip 58 ff., 61, 87, 109
Ring Row 12, 19, 76 f., 98 f., 109
Row 32 f., 36 f., 45, 54 f., 66 f., 72 f., 90 f., 102
Run 18, 21, 36 ff., 39, 50 f., 54 ff., 57, 92, 102

S
Shoulder Press 20, 84 f., 88 f., 111
Single Under 103
Sit-up 30 f., 38 f., 50 ff., 53, 82 f., 106
Squat 6, 18, 38 ff., 41, 50 f., 58 f., 68 f., 80 f., 95, 103
Squat Clean 42 f., 66 f., 114
Sumo Deadlift High-Pull 47, 60 f., 113

T
Thruster 6, 76 f., 92 f., 112
Toes-to-Bar 36 f., 40 f., 63 ff., 72 f., 87, 94, 105

W
Wall Ball 6, 19, 28 f., 34 f., 44, 48 f., 54 f., 64 f., 74 f., 117
Wall Climb 26 f., 104

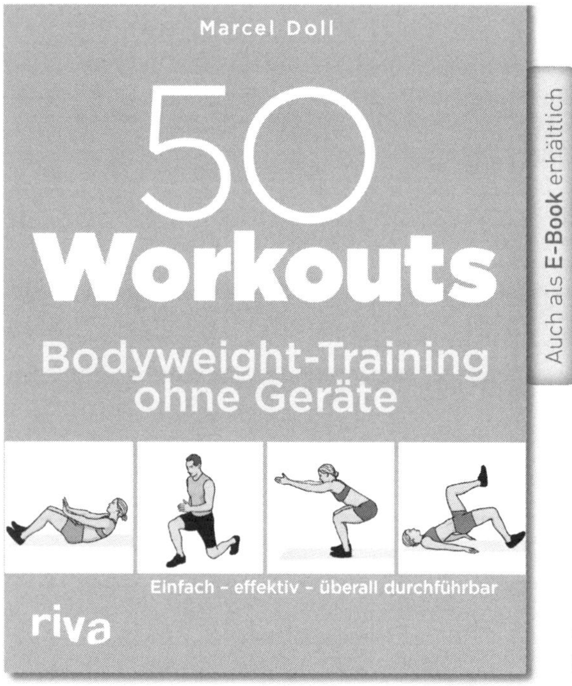

144 Seiten
9,99 € (D) | 10,30 € (A)
ISBN 978-3-7423-0172-7

Marcel Doll

50 Workouts – Bodyweight-Training ohne Geräte

Einfach – effektiv – überall durchführbar

Was braucht man, um schnell und effektiv zu trainieren, Muskeln aufzubauen und den ganzen Körper zu kräftigen? Nichts als sein eigenes Körpergewicht. Marcel Doll präsentiert in diesem Buch die 50 besten Bodyweight-Workouts und zeigt, wie einfach es ist, ohne zusätzliche Geräte fit zu werden oder zu bleiben. Ob definierte Arme, ein flacher Bauch, straffe Beine oder Ganzkörperworkouts – dieser Fitnessratgeber bietet eine breite Auswahl an unterschiedlichen Trainingsschwerpunkten. Die Workouts dauern zwischen 15 und 45 Minuten und sind mit Dauer und Trainingsplan übersichtlich dargestellt und komplett illustriert. Zudem sind alle Übungen in einem Extrakapitel nochmals ausführlich beschrieben. Mit diesen Workouts kann überall und jederzeit trainiert werden – egal, ob zu Hause, im Fitnessstudio oder im Freien.

riva

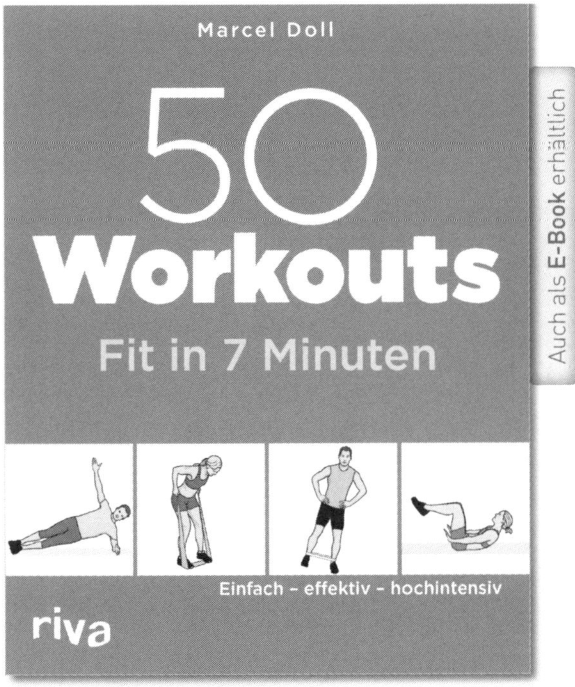

144 Seiten
9,99 € (D) | 10,30 € (A)
ISBN 978-3-7423-0173-4

Marcel Doll

50 Workouts – Fit in 7 Minuten

Einfach – effektiv – hochintensiv

Ein kurzes hochintensives Workout ist deutlich wirkungsvoller als langes Cardio- oder Krafttraining niedriger Intensität. Mit ein paar wenigen Geräten und nur 7 Minuten Zeit lässt sich bereits ein großer Trainingseffekt erzielen. Vom Bauch-Beine-Po-Training über Kettlebell-, Miniband- und Hantelübungen bis zu schnellen HIT- und Cardioworkouts bietet dieser Fitnessratgeber 50 schnelle Trainingseinheiten, die einfach in den Alltag integriert werden können. Dabei werden Kraft, Ausdauer oder Schnelligkeit trainiert – je nach Trainingsplan. Alle Workouts sind übersichtlich dargestellt und komplett illustriert und dank unterschiedlicher Schwierigkeitsgrade sowohl für Einsteiger als auch für Fortgeschrittene geeignet. Zudem werden alle Übungen in einem Extrakapitel nochmals ausführlich beschrieben.

riva

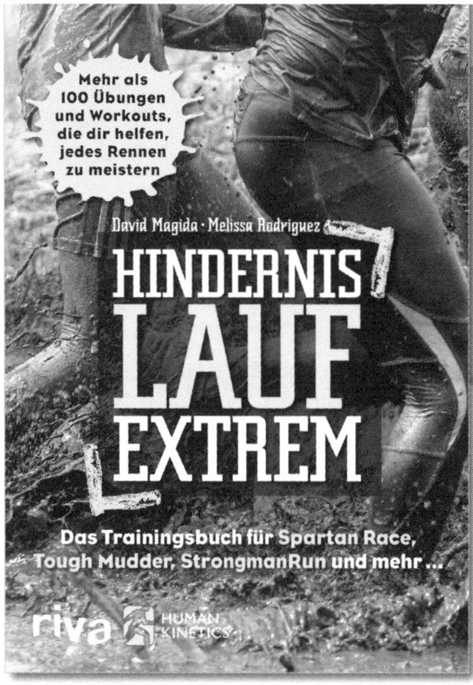

Auch als **E-Book** erhältlich

240 Seiten
19,99 € (D) | 20,60 € (A)
ISBN 978-3-7423-0230-4

David Magida
Melissa Rodriguez

Hindernislauf extrem

Das Trainingsbuch für Spartan Race, Tough Mudder, StrongmanRun und mehr

Holzwände überwinden, durch den Matsch robben, sich an Seilen hochziehen oder durch unwegsames Gelände sprinten: Hindernisläufe sind voller Herausforderungen, verlangen dem Körper einiges ab – und machen trotzdem oder gerade deswegen besonders viel Spaß. Um einen Extrem-Hindernislauf meistern zu können, sind Fitness, Koordination und Kraft nötig. Wie man sich darauf gezielt vorbereitet, zeigen die Experten David Magida und Melissa Rodriguez. Neben der Vorstellung der Hindernisse werden die richtige Ausrüstung und Ernährung erläutert und effektive Tipps zur Bewältigung verschiedenster Strecken gegeben. Mit über 100 Übungen und Workouts können dann alle wichtigen Grundlagen für den Wettkampf trainiert werden: Ausdauer, Beweglichkeit, Balance, Kraft und Schnelligkeit. Die perfekte Vorbereitung für den nächsten Hindernislauf – ob für Anfänger oder Profis, für Spartan Race, Tough Mudder oder StrongmanRun!

riva

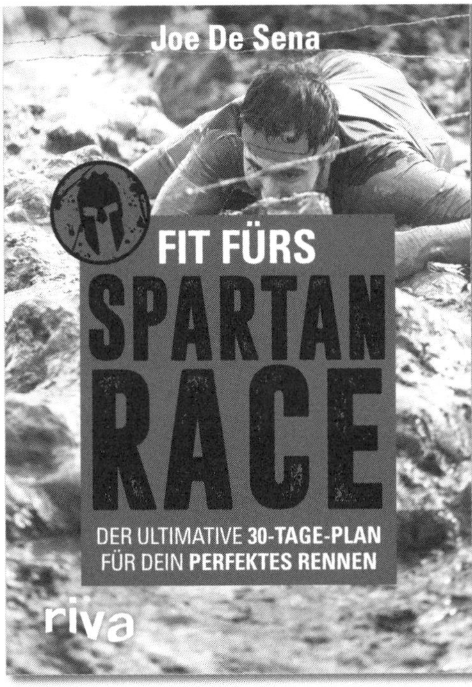

Auch als **E-Book** erhältlich

288 Seiten
19,99 € (D) | 20,60 € (A)
ISBN 978-3-7423-0114-7

Joe De Sena

Fit fürs Spartan Race

Der ultimative 30-Tage-Plan für dein perfektes Rennen

Extrem-Hindernisläufe durch Dreck und Schlamm sind der neueste und definitiv coolste Trend im Outdoor-Sport! Weltweit führend mit jährlich 130 Rennen in 20 Ländern und über einer Million Startenden ist das Spartan Race, das nicht einfach nur ein Laufwettbewerb ist, sondern ein ganzer Lifestyle. Auch in den deutschsprachigen Ländern finden jedes Jahr zahlreiche Spartan Races mit mehreren Tausend Teilnehmern statt. Die unterschiedlich lange Rennstrecke wird dabei mit Hindernissen gespickt, die die Teilnehmer auf sich allein gestellt oder im Team überwinden müssen. Vom Wassergraben über Speerwerfen bis hin zur Kletterwand ist alles dabei, was den Körper fordert. Wer entspannt und sauber im Ziel ankommt, hat definitiv etwas falsch gemacht. Ein umfassendes Buch, das nicht nur der Vorbereitung dient, sondern auch ganz allgemein dabei hilft, fit und beweglich zu bleiben und das Beste aus sich selbst herauszuholen.

riva

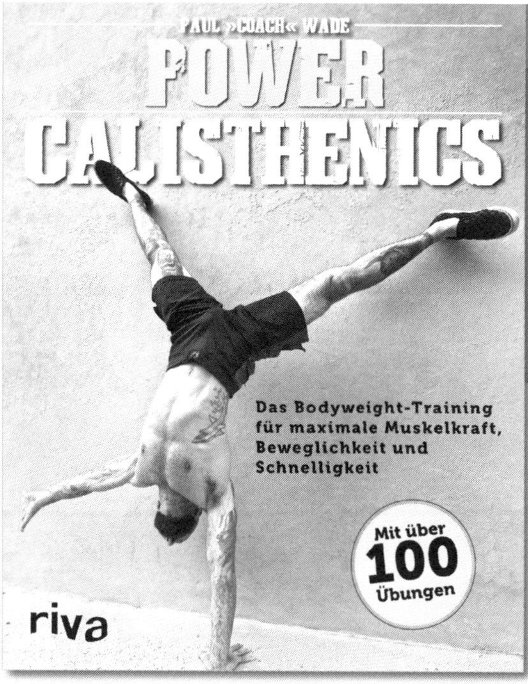

Auch als **E-Book** erhältlich

368 Seiten
24,99 € (D) | 25,70 € (A)
ISBN 978-3-7423-0512-1

Paul Wade

Power Calisthenics

Das Bodyweight-Training für maximale Muskelkraft, Beweglichkeit und Schnelligkeit - mit über 100 Übungen

Calisthenics, das Street-Workout mit dem eigenen Körpergewicht, ist perfekt für den Muskelaufbau und die Steigerung der allgemeinen Fitness. Bodyweight-Training-Experte Paul Wade, bekannt für seine unkonventionellen, progressiven Methoden, hebt Calisthenics auf ein neues Power-Level. Wenn auch du das ganze Paket willst, also schnell, stark, belastbar und agil sein willst, ist sein Konzept genau das Richtige für dich. Mit explosiven Sprüngen, Power-Push-ups, Kip-ups, Vorwärts- und Rückwärtsrotationen sowie dynamischen Schwüngen kannst du deine Calisthenics-Fertigkeiten ultimativ weiterentwickeln. Über zehn Stufen wirst du vom Anfänger zum Master und steigerst dich von einfachen Übungen zu Suicide Jumps, Frontflips und Muscle-ups. Wade zeigt, wie du das Training richtig planst, Einheiten und Wiederholungen effektiv einsetzt und dich von Progression zu Progression weiterentwickelst – bis du dein Ziel erreicht hast: maximale Muskelkraft, Beweglichkeit und Schnelligkeit!

riva

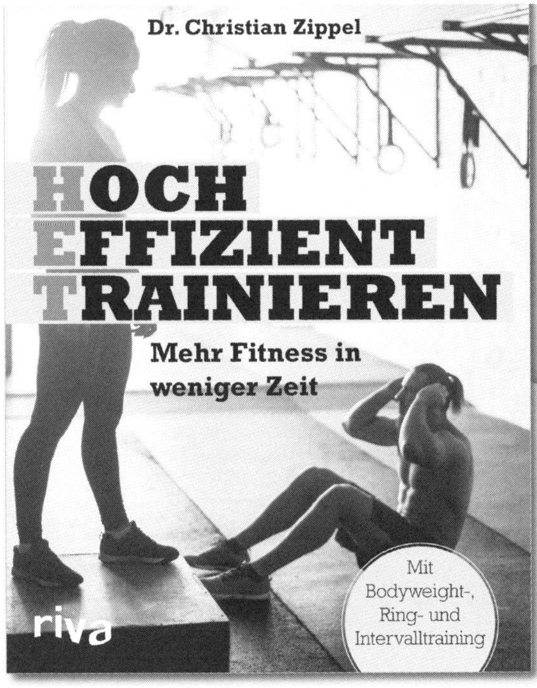

Auch als **E-Book** erhältlich

176 Seiten
19,99 € (D) | 20,60 € (A)
ISBN 978-3-7423-0575-6

Christian Zippel

HET – Hocheffizient trainieren

Mehr Fitness in weniger Zeit. Mit Bodyweight-, Ring- und Intervalltraining

Fitness muss nicht kompliziert sein. Die wesentlichen Prinzipien sind simpel, praktisch und intuitiv verständlich. Wer sie kennt und in sein Leben integriert, wird fit – und behält den Kopf frei. In diesem Buch erklärt der Personal Trainer und mehrfache Buchautor Christian Zippel, wie jeder Training, Aktivität und Ernährung spielerisch in seinen Alltag integrieren und mit minimalem Aufwand das Beste aus sich herausholen kann. Er erläutert, welche Trainingsprinzipien die größte Hebelwirkung auf die persönliche Fitness haben, wie man ohne Training mehr Kalorien verbrennt, warum das Pareto-Prinzip – 20 Prozent Aufwand für 80 Prozent Ertrag – auch im Sport funktioniert, eine Morgenroutine für einen kraftvollen Start in den Tag sorgt und Intervalltraining besser ist als klassisches Cardiotraining. Ergänzt wird dieser außergewöhnliche Fitnessratgeber durch Übungen mit dem eigenen Körpergewicht, ein Training an Ringen sowie Hilfen zur eigenen Trainingsplanung.

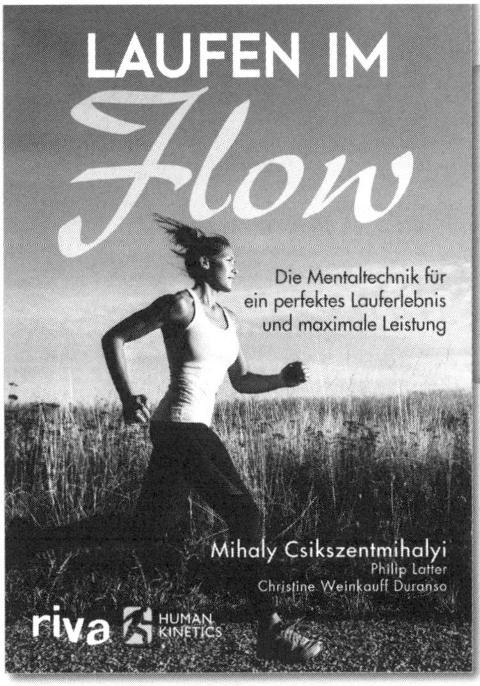

Auch als **E-Book** erhältlich

208 Seiten
19,99 € (D) | 20,60 € (A)
ISBN 978-3-7423-0302-8

Mihaly Csikszentmihalyi
Philip Latter
Christine Weinkauff Duranso

Laufen im Flow

Die Mentaltechnik für ein perfektes Lauferlebnis und maximale Leistung

Mental fit zu sein ist eine der Grundvoraussetzungen für sportlichen Erfolg – das bestätigt jeder Läufer, der seinen Sport ernst nimmt. Wenn der Geist einen bestimmten Zustand erreicht, lassen sich quasi mühelos Spitzenleistungen erbringen und der Sportler kann über sich hinauswachsen. Dr. Mihaly Csikszentmihalyi, weltbekannter Wissenschaftler und Bestsellerautor, erforscht seit vielen Jahren die Fähigkeit des Menschen, den Geist in einen Flow-Zustand zu versetzen. Laufen im Flow ist das erste Buch, das sich voll und ganz damit beschäftigt, wie Läufer in Wettkampf und Training in den Flow-Zustand gelangen können. Csikszentmihalyi beleuchtet zusammen mit der Psychologin Christine Weinkauff Duranso und dem Laufjournalisten und Trainer Philip Latter das Phänomen des Flow in all seinen Facetten. Laufen im Flow verhilft Läufern nicht nur zu einer besseren Leistung, sondern macht auch das Laufen an sich zu einer gesünderen und genussvolleren Erfahrung.

riva